SANJIZHIYEBINGYIYUANPINGSHENBIAOZHUNSHISHIXIZE

三级职业病医院评审标准实施细则

邵 华 主编

U0345342

山东科学技术出版社

图书在版编目（CIP）数据

三级职业病医院评审标准实施细则 / 邵华主编. —
济南：山东科学技术出版社, 2018.3
ISBN 978-7-5331-9431-4

Ⅰ.①三…　Ⅱ.①邵…　Ⅲ.①职业病—医院—评价标
准—中国　Ⅳ.①R197.5-34

中国版本图书馆CIP数据核字（2018）第047807号

三级职业病医院评审标准实施细则

邵　华　主编

主管单位：山东出版传媒股份有限公司
出　版　者：山东科学技术出版社
　　　　　　地址：济南市玉函路16号
　　　　　　邮编：250002　电话：（0531）82098088
　　　　　　网址：www.lkj.com.cn
　　　　　　电子邮件：sdkj@sdpress.com.cn
发　行　者：山东科学技术出版社
　　　　　　地址：济南市玉函路16号
　　　　　　邮编：250002　电话：（0531）82098071
印　刷　者：桓台县德业图文有限公司
　　　　　　地址：山东省淄博市桓台县田庄镇宗王村
　　　　　　邮编：256400　电话：（0533）8595918

开　　本：787mm×1092mm　1/16
印　　张：16.5
字　　数：325千
版　　次：2018年3月第1版　2018年3月第1次印刷

ISBN 978-7-5331-9431-4
定价：62.00元

编纂委员会

主　编：邵　华

副主编：宋广德　赵玉军

编　委：（以姓氏笔画为序）

于美丽　马　娟　方宁波　王志坚　王　瑞
王文霞　王思红　王翠娟　闫永建　许　光
戎　臻　孙波涛　任丽萍　张　宏　张在高
张志虎　张兴旭　张　芃　张文博　吴　捷
宋艳丽　邹先清　邹建芳　李　侠　李　鹏
李淑岷　李文涛　李　翎　李　娟　陈艳芹
肖　笑　单永乐　郁　东　范昭宾　范晓丽
郑传斌　贾　强　徐旭东　郭启明　秦占霞
高朴洁　崔　萍　崔　伟　韩　茹　蒋建华
景　华　蔡志春　蔡欣蕊　潘志峰　戴　平

前　言

　　为加强职业病专业医疗机构内涵建设，保证医疗安全，持续改进医疗服务，提高机构管理水平和服务效率，根据国家法律法规及相关文件精神要求，结合当前工作实际，山东省职防院不断探索、开拓创新，编制了《三级职业病医院评审标准实施细则》，为我国职业病专业医疗机构建设提供了科学的依据，也为卫生行政部门加强对职业病专业医疗机构的监管与评审工作提供了参考。

　　本册《三级职业病医院评审标准实施细则》分七章，第一章至第六章共61节280条474款标准，第七章共5节29条监测指标。内容经过全国综合医院及职业病防治院的专家反复斟酌和推敲，既遵循了三级综合医院评审细则的基本要求，又突出了三级职业病专科医院的特色，还增加了尘肺病、职业中毒、物理损伤疾病、肺灌洗、职业病康复、职业健康查体、职业病诊断等职业病防治的特色章节，保证了职业病专业医疗机构医疗质量与医疗安全的全覆盖。

　　本细则得到了全国省级职业病防治机构职业病防治工作研讨会的充分肯定，为促进各级职业病专业医疗机构标准化建设、完善质量与安全管理体系和提升职业病服务能力等奠定基础，充分体现了以评促建、以评促改、评建并举、重在内涵的方针，始终围绕质量、安全、服务、管理、绩效，体现以病人为中心的理念，得到行业专家的赞扬。

　　由于时间仓促，编纂委员会及专家反复斟酌，不断易稿以求完善，但难免还有瑕疵，敬请同行不吝指正。

中华预防医学会劳动卫生与职业病分会副主任委员

山东省职业卫生与职业病防治研究院院长

邵　华

2017年12月

目　录

三级职业病医院评审标准实施细则

为全面深化医药卫生体制改革，积极稳妥推进公立医院改革，逐步建立我国医院评审评价体系，促进医疗机构加强自身建设和管理，不断提高医疗质量，保证医疗安全，改善医疗服务，更好地履行社会职责和义务，提高医疗行业整体服务水平与服务能力，满足人民群众多层次的医疗服务需求，在总结国家第一周期医院评审和医院管理年活动等工作经验的基础上，我院编制了《三级职业病医院评审标准实施细则》。为进一步解读评审标准，为卫生行政部门加强行业监管与评审工作提供参考，为医院开展自我监管与质量改进提供依据，制定了本细则。

一、本细则适用范围

《三级职业病医院评审标准实施细则》适用于三级职业病专科医院及其他开展职业病诊疗的医院，其余各级各类医院可参照使用。

本细则共设置7章66节309条标准与监测指标。

第一章至第六章共61节280条474款标准，用于对三级职业病专科医院实地评审，并作为医院自我评价与改进之用；在本说明的各章节中带"★"为"核心条款"，共33项。

第七章共5节29条监测指标，用于对三级职业病专科医院的运行、医疗质量与安全指标进行监测与追踪评价。

二、细则的项目分类

（一）基本条款

适用于所有三级职业病医院。

（二）核心条款

为保持医院的医疗质量与患者安全，将那些最基本、最常用、最易做到、必须做好的标准条款，列为"核心条款"，带有★标志，若未达到合格以上要求，势必会影响医疗安全与患者权益。

（三）可选项目

主要是指可能由于区域卫生规划与医院功能任务的限制，或是由政府特别控制，需要审批，而不能由医院自行决定即可开展的项目。

表1　　　　　　　　第一章至第六章各章节的条款分布

名　称	节	条	款	核心条款★
第一章　坚持医院公益性	7	31	34	3
第二章　医院服务	8	33	36	2
第三章　患者安全	9	23	24	3
第四章　医疗质量安全管理与持续改进	21	107	234	18
第五章　护理管理与质量持续改进	5	26	42	2
第六章　医院管理	11	60	104	5
合　计	61	280	474	33

三、评审结果表达的方式

（一）评审结果采用A、B、C、D、E五档表达方式

A——优秀。

B——良好。

C——合格。

D——不合格。

E——不适用，是指卫生行政部门根据医院功能任务未批准的项目，或同意不设置的项目。

判定原则：要达到"B"档者，必须先符合"C"档的要求；要到"A"档者，必须先符合"B"档的要求。

（二）标准条款的性质结果

评分说明的制定遵循PDCA循环原理（P即plan，D即do，C即check，A即act），通过质量管理计划的制定及组织实现的过程，实现医疗质量和安全的持续改进。

由于标准条款的性质不同，结果表达如表2。

表2　　　　　　第一章至第六章标准条款的评价结果

A	B	C	D
优秀	良好	合格	不合格
有持续改进，成效良好	有监管，有结果	有机制且能有效执行	仅有制度或规章或流程，未执行
PDCA	PDC	PD	仅有P或全无

四、评审结果

表3　　　　　　　　第一章至第六章评审结果

项目类别	第一章至第六章标准条款			核心条款		
	C级	B级	A级	C级	B级	A级
甲等	≥90%	≥60%	≥20%	100%	≥70%	≥20%
乙等	≥80%	≥50%	≥10%	100%	≥60%	≥10%

第一章 坚持医院公益性

一、医院设置、功能和任务符合区域卫生规划和医疗机构设置规划的定位和要求

评审标准	评审要点
1.1.1 医院的功能、任务和定位明确，保持适度规模。	
1.1.1.1 医院的功能、任务和定位明确，保持适度规模，符合卫生行政部门规定的职业病医院设置标准。	【C】 1.医院符合卫生部规定的职业病医院设置基本标准全部条款，获得批准等级至少正式执业三年以上。 （1）卫生技术人员与开放床位不低于1.1：1。 （2）病房护士与开放床位之比不低于0.2：1。 （3）在岗护士占卫生技术人员总数≥25%。 2.承担本辖区（省、自治区、直辖市）内职业病的预防、诊断、治疗规范的制定，规范化治疗的培训，职业健康监护，疑难职业病疾病的诊治及会诊，职业病危害因素检测检验，化学品毒性检测，职业病咨询及健康宣教等。 3.符合省级卫生行政部门、安监行政部门规定的其他要求。
	【B】符合"C"，并 1.临床科室主任具有高级职称≥90%。 2.护士中具有大专及以上学历者≥50%。 3.平均住院日≤40天。 4.保持适宜床位使用率≤93%。 5.开放床位明显大于执业登记床位时（大于10%），有增加床位的申请批准文件。
	【A】符合"B"，并 1.承担全国职业病临床路径及单病种管理方案的制定与培训。 2.对卫生行政部门、安监行政部门不定期检查提出的改进意见进行整改并取得明显成效。

评审标准	评审要点
1.1.2 职业病临床科室一、二级诊疗科目设置，人员梯队与诊疗技术项目符合省级卫生行政部门规定的标准。	
1.1.2.1 职业病临床科室一、二级诊疗科目设置，人员梯队与诊疗技术项目达到省级卫生行政部门规定的三级职业病医院标准。	【C】 1.诊疗科目及技术服务符合卫生行政部门设置规定，并获得执业许可登记。 2.临床科室诊疗科目设有尘肺科、中毒科、物理因素科、眼科、皮肤科、耳鼻喉科、口腔科、康复医学科、放射疾病科、职业健康检查科等。（至少5个科目） 3.人员梯队与诊疗技术能力满足职业病诊治的要求。 4.有尘肺、中毒、物理因素、放射病等职业病诊断专业组≥2个。
	【B】符合"C"，并 1.临床科室诊疗科目设有尘肺科、中毒科、物理因素科、眼科、皮肤科、耳鼻喉科、口腔科、康复医学科、放射疾病科、职业健康检查科等。（至少8个科目）。 2.二级专业至少有高年资副主任医师（任职3年以上）主持临床工作。 3.有尘肺、中毒、物理因素、放射病等职业病诊断专业组≥3个。
	【A】符合"B"，并 1.有尘肺、中毒、物理因素、放射病等职业病诊断专业组。 2.有国家卫计委批准的临床重点专科。
1.1.2.2 医院具有诊断《职业病分类和目录》中所列病种资质的能力。	【C】 能够诊断《职业病分类和目录》中所列病种≥80%。
	【B】符合"C"，并 能够诊断《职业病分类和目录》中所列病种≥90%。
	【A】符合"B"，并 能够诊断《职业病分类和目录》中所列的全部病种。
1.1.3 职业病治疗专业诊疗技术水平在本辖区（省、直辖市、自治区），或全国专业领域学科优势明显，并能承担外辖区职业病患者转诊服务。	

评审标准	评审要点
1.1.3.1 职业病专业诊疗技术水平在本辖区（省、直辖市、自治区），或全国专业领域学科优势明显。 （提供评审前三年住院病历首页信息证实）	【C】 住院重点疾病诊疗工作量与质量处于本辖区（省、直辖市、自治区）前列（前10）。 （1）职业病科十种住院重点疾病：总例数、死亡例数、平均住院日与总费用。 （2）能进行矽肺病的诊治、职业性中毒的诊治、物理因素疾病治疗、职业病康复治疗等。 2.开展放射病的诊治。
	【B】符合"C"，并 1.独立开展尘肺病肺灌洗治疗。 2.住院重点疾病、治疗工作量与质量处于全国领先。
	【A】符合"B"，并 能承担外辖区疑难职业病患者转诊服务，抢救职业中毒危重症。

1.1.4 医技科室能满足临床科室需要，项目设置、设备配置、人员梯队与技术能力符合省级卫生行政部门、省级安监部门规定的标准；检测与评价学、卫生毒理学等职业病相关专业技术水平与质量处于本省（自治区、直辖市）前列。

1.1.4.1 医技科室能满足临床科室需要，项目设置、人员梯队与技术能力符合省级卫生行政部门规定的标准。	【C】 1.医技科室设置、人员梯队、设备配置符合省级卫生行政部门对于三级职业病医院的标准。 2.医技科室至少设有药剂科、检验科、放射科、特检科、职业病危害因素检测检验科、毒性检测科、消毒供应室、病案室和相应的临床功能检查室。 3.工程技术人员占卫生技术人员总数的比例不低于1%。
	【B】符合"C"，并 1.医技科室主任具有高级职称＞70%。 2.医技科室实验室项目完全达到集中设置、统一管理、资源共享。 3.定期开展上述医类设备的使用效率和效果分析。 4.有省级卫生行政部门、省级安监部门批准的省级临床质控中心或重点专科。
	【A】符合"B"，并 1.医技科室主任具有高级职称＞90%。 2.有卫生部批准的国家级临床质控中心或重点专科。

二、医院内部管理机制科学规范

评审标准	评审要点
1.2.1坚持公立医院公益性，把维护人民群众健康权益放在第一位。	
1.2.1.1 坚持公立医院公益性，把维护人民群众健康权益放在第一位。	【C】 1.医院文化建设和服务宗旨、院训、发展规划体现坚持公立医院公益性，把维护人民群众健康权益放在第一位。 2.有保障基本医疗服务的相关制度与规范。 3.参加并完成各级卫生行政部门、安监部门指定的社会公益项目，有评审前三年完成项目数量、参加的医务人员总人次、资金支持的资料。 （1）开展各类扶贫、防病、促进基层医疗卫生事业的项目。 （2）完成基层医疗机构服务援助项目。 （3）开展或举办多种形式社会公益性活动（如义诊、健康咨询、募捐等）。 （4）其他项目。
	【B】符合"C"，并 1.有深化改革，坚持"以病人为中心"，提高质量、优化服务、降低成本、控制费用的措施。 2.评审前三年所参与或开展的各类社会公益活动，受到政府、媒体、社会好评或获得嘉奖。
	【A】符合"B"，并 1.深化公立医院改革取得成效。 2.社会调查满意度高。
1.2.2按照规范开展职业病诊断医师、职业健康检查医师、职业健康检查主检医师等培训工作，做到制度、师资与经费落实，做好培训基地建设。	

评审标准	评审要点
1.2.2.1 按照规范开展职业病诊断医师、职业健康检查医师、职业健康检查主检医师等培训工作，做到制度、师资与经费落实，做好培训基地建设。	【C】 1.具备职业病诊断医师、职业健康检查医师、职业健康检查主检医师培训基地的资质。 2.有职业病诊断医师、职业健康检查医师、职业健康检查主检医师的规范化培训计划，具体实施方案，包括师资、经费、培训空间等支持细则。 3.课程设计、培训内容、考核符合职业病诊断医师、职业健康检查医师、职业健康检查主检医师规范化培训要求。 4.严格执行职业病诊断医师、职业健康检查医师、职业健康检查主检医师规范化培训计划，定期评估总结。
	【B】符合"C"，并 定期征求参加培训的职业病诊断医师、职业健康检查医师、职业健康检查主检医师及输送单位对培训工作的意见和建议。
	【A】符合"B"，并 根据定期总结和征求的意见，持续改进职业病诊断医师、职业健康检查医师、职业健康检查主检医师规范化培训工作。
1.2.3 将推进规范诊疗、临床路径管理和单病种质量控制作为推动医疗质量持续改进的重点项目。	
1.2.3.1 将推进职业病规范诊疗、临床路径管理和单病种质量控制作为推动医疗质量持续改进的重点项目。	【C】 1.根据《临床路径管理指导原则（试行）》，遵循循证医学原则，结合本院实际筛选病种，制定本院临床路径实施方案。 2.根据卫生部发布的单病种质量指标，结合本院实际，制定实施方案。 3.医院有诊疗指南、操作规范以及相关质量管理方案。
	【B】符合"C"，并 有专门部门和人员对诊疗规范、临床路径和单病种管理的执行情况定期检查分析，及时反馈，改进。
	【A】符合"B"，并 1.实行单病种规范管理，有完整的管理资料。 2.开展临床路径试点，专业病种数、符合进入临床路径患者入组率、入组后完成率符合要求。

评审标准	评审要点
1.2.4以缩短平均住院日为切入点，优化医疗服务系统与流程，缩短患者诊疗等候时间。	
1.2.4.1 提高工作效率，优化医疗服务流程，缩短患者诊疗等候时间和住院天数。	【C】 1.对医疗服务流程中存在的问题有系统性调研。 2.对影响医院平均住院日的瓶颈问题有系统性调研。 3.有根据调研结果采取缩短患者诊疗等候时间和住院天数的措施。 符合"C"，并 1.医院从系统管理、流程再造等方面，通过多部门协作，落实整改措施，优化服务流程，提高工作效率，缩短患者诊疗等候时间和住院时间。 2.门诊等候时间缩短，无排长队现象。 【A】符合"B"，并 1.医技普通检查当天完成，检验当天出具报告，特殊检查缩短预约时间。 2.近三年住院天数有降低趋势。
1.2.5按照《国家基本药物临床应用指南》和《国家基本药物处方集》及医疗机构药品使用管理有关规定，规范医师处方行为，确保基本药物的优先合理使用。	
1.2.5.1 按照《国家基本药物临床应用指南》和《国家基本药物处方集》及医疗机构药品使用管理有关规定，规范医师处方行为，确保基本药物的优先合理使用。	【C】 1.有贯彻落实《国家基本药物临床应用指南》和《国家基本药物处方集》，优先使用国家基本药物的相关规定及监督体系。 2.有专门人员定期对医师处方是否优先合理使用基本药物进行督查、分析及反馈。 【B】符合"C"，并 有职能部门定期对优先使用国家基本药物情况进行总结分析、调整反馈，满足基本医疗服务需要。 【A】符合"B"，并 1.国家基本药品目录列入医院用药目录，有相应的采购、库存量。 2.对享有基本医疗服务的对象使用国家基本药物（门诊、住院）的比例符合省卫生行政部门的规定。

三、承担公立医院与基层医疗机构对口协作等政府指令性任务

评审标准	评审要点
1.3.1 将对口支援工作纳入院长目标责任制与医院年度工作计划，有实施方案，专人负责。	
1.3.1.1 将对口支援下级（以下简称受援医院）及支援社区卫生服务工作纳入院长目标责任制与医院年度工作计划，有实施方案，专人负责。（★）	【C】 1.将支援下级医院工作纳入院长目标责任制管理，有计划和具体实施方案。 2.有专门部门和人员负责对下级医院支援协调工作。 3.针对受援医院的需求，制定重点扶持计划并组织实施，实施系统的技术指导、人才培养及管理帮扶。 4.将参与支援下级医院的服务纳入各级人员晋升考评内容。 【B】符合"C"，并 职能部门加强对口支援工作的监督管理，尤其是医院管理、学科建设、医疗质量与安全等方面，定期对受援情况进行实地检查总结，提高帮扶效果。 【A】符合"B"，并 通过三年对口帮扶，使受援下级医院（职业病诊疗水平）取得显著成效。
1.3.2 承担政府分配的培养职业病诊疗人才的指令性任务，制定相关的制度、培训方案，并有具体措施予以保障。	
1.3.2.1 承担政府分配的为社区、农村培养人才的指令性任务，制定相关的制度、培训方案，并有具体措施予以保障。	【C】 1.对于政府分配的对下级医院（职业病专业机构）培养任务，有相关制度和具体措施予以保障。 2.有每年为下级医院（职业病专业机构）培养人才项目的实施计划，并组织实施。 3.有"将支援下级医院的服务纳入各级人员晋升考评内容"的明确规定。 【B】符合"C"，并 1.职能部门加强对下级医院（职业病专业机构）人才培养工作监督管理，对培养效果进行追踪评价。 2.有完整的项目培养资料，包括学员名单、授课课件、学时、考核和评价等。

评审标准	评审要点
	【A】符合"B"，并 有关人才培养的指令性项目实施效果良好，受训学员满意度高，获得各级政府肯定或表扬、奖励等。

1.3.3 根据《中华人民共和国传染病防治法》和《突发公共卫生事件应急条例》等相关法律法规，承担传染病的发现、救治、报告、预防等任务。

评审标准	评审要点
1.3.3.1 根据《中华人民共和国传染病防治法》和《突发公共卫生事件应急条例》等相关法律法规，承担传染病的发现、救治、报告、预防等任务。	【C】 1.有专门部门依据法律法规和规章、规范负责传染病管理工作。 2.有指定人员负责传染病疫情监控、报告以及预防工作。 3.对发现的法定传染病患者、病原携带者、疑似患者的密切接触者采取必要的治疗和控制措施。 4.对本单位内被传染病病原体污染的场所、物品以及医疗废物实施消毒和无害化处置。 5.对传染病预检、分诊有制度管理，对传染病患者、疑似传染病患者应当引导至相应的诊疗机构进行诊治。
	【B】符合"C"，并 门诊、住院诊疗信息登记完整，传染病报告、诊疗和消毒隔离、医疗废物处理规范。
	【A】符合"B"，并 职能部门对传染病管理定期监督检查、总结分析，持续改进传染病诊治措施，无传染病漏报，无管理原因导致传染病播散。

1.3.4 开展职业病健康教育、健康咨询等多种形式的公益性社会活动。

评审标准	评审要点
1.3.4.1 开展健康教育、健康促进、健康咨询等多种形式的公益性社会活动。	【C】 1.针对本地区人群健康状况特点开展健康教育、健康促进、健康咨询等公益性活动。 2.接受各级行政部门指令或医院自发组织的社会公益活动。 3.医院有开展禁止吸烟的宣教和督查，全院各处设有醒目统一的禁烟标志。
	【B】符合"C"，并 对开展的健康教育、健康促进、健康咨询等公益性活动有定期效果评价，并持续改进。

评审标准	评审要点
	【A】符合"B"，并 医院达到无烟医院标准。
1.3.5 在基本医疗保障制度框架内，医院应建立与实施双向转诊制度和相关服务流程	
1.3.5.1 在国家医疗保险制度、新型农村合作医疗制度框架内，医院应建立与实施双向转诊制度和相关服务流程。	【C】 在国家医疗保险制度、新型农村合作医疗制度框架内，医院建立与实施双向转诊制度和相关服务流程，有完整的相关资料。
	【B】符合"C"，并 职能部门对双向转诊结果追踪随访、总结分析及进行效果评价。
	【A】符合"B"，并 转诊单位间有定期的联席会制度，加强协作，共同改进双向转诊工作。
1.3.6 根据《中华人民共和国统计法》与卫生行政部门规定，完成医院基本运行状况、医疗技术、诊疗信息、临床用药监测信息等相关数据报送工作，数据真实可靠。	
1.3.6.1 根据《中华人民共和国统计法》与卫生行政部门规定，完成医院基本运行状况、医疗技术、诊疗信息、临床用药监测信息等相关数据报送工作，数据真实可靠。	【C】 1.有向卫生行政部门报送的数据与其他信息的制度与流程，按规定完成医院基本运行状况、医疗技术、诊疗信息、临床用药等相关信息的报送工作。 2.有保证信息真实、可靠、完整的具体核查措施。
	【B】符合"C"，并 落实信息报送前的审核程序，实行信息报告问责制。
	【A】符合"B"，并 当地卫生行政或统计部门提供信息显示，近三年内： （1）未发生统计数据上报信息错误。 （2）未出现瞒报或报送虚假数据现象。

四、应急管理

评审标准	评审要点
1.4.1遵守国家法律、法规，严格执行各级政府制定的应急预案。服从指挥，承担突发公共事件的紧急医疗救援任务和配合突发公共卫生事件的防控工作。	
1.4.1.1 遵守国家法律、法规，严格执行各级政府制定的应急预案，承担突发公共事件的医疗救援和突发公共卫生事件的防控工作。	【C】 1.各级各类人员了解国家有关法律、法规和各级政府制定的应急预案内容。 2.医院明确在应对突发事件中应发挥的功能和承担的任务。 3.根据卫生行政部门指令承担突发公共事件的医疗救援。 4.根据卫生行政部门指令承担突发公共卫生事件防控工作。 5.有完备的应急响应机制。 【B】符合"C"，并 1.有职能部门负责应急管理工作，相关人员熟悉应急预案以及医院的执行流程。 2.有参与突发事件医疗救援和突发公共卫生事件防控工作的完整资料。 【A】符合"B"，并 对参与的每一例医疗救援或防控工作均有总结分析，持续改进应急管理工作。
1.4.2加强领导，成立医院应急工作领导小组，建立医院应急指挥系统，落实责任，建立并不断完善医院应急管理的机制。	
1.4.2.1 建立健全医院应急管理组织和应急指挥系统，负责医院应急管理工作。	【C】 1.成立医院应急工作领导小组，负责医院应急管理。 2.有医院应急指挥系统，院长是医院应急管理的第一责任人。 3.职能部门负责日常应急管理工作。 4.各部门、各科室负责人在应急工作中应落实具体职责与任务。 5.医院总值班室有应急管理的明确职责和流程。 6.应有医院应急队伍，人员构成合理，职责明确。 7.相关人员知晓本部门、本岗位的履职要求。

评审标准	评审要点
	【B】符合"C"，并 1.有院内、外和院内各部门、各科室间的协调机制，有明确的协调部门和协调人。 2.有信息报告和信息发布的相关制度。 3.医院应急队伍组成的垂直和水平关系明晰，跨度合理，覆盖应急反应的各个方面，确保应急行动协调和高效，能够得到后勤系统和医学装备部门的支持。
	【A】符合"B"，并 1.有应急演练或应急实践总结分析，对医院应急指挥系统的效能进行评价，持续改进应急管理工作。 2.有新闻发言人制度，根据法律法规和有关部门授权履行信息发布制度。
1.4.3明确医院需要应对的主要突发事件策略，制定和完善各类应急预案，提高快速反应能力。	
1.4.3.1 开展灾害脆弱性分析，明确医院需要应对的主要突发事件及应对策略。	【C】 组织有关人员对医院面临的各种潜在危害加以识别，进行风险评估和分类排序，明确应对的重点。
	【B】符合"C"，并 有灾害脆弱性分析报告，对突发事件可能造成的影响以及医院的承受能力进行系统性分析，提出加强医院应急管理的措施。
	【A】符合"B"，并 定期进行灾害脆弱性分析，对应对的重点进行调整，对相应预案进行修订，并开展再培训与教育。
1.4.3.2 编制各类应急预案。（★）	【C】 1.根据灾害脆弱性分析的结果制定各种专项预案，明确应对不同突发公共事件的标准操作程序。 2.制定医院应对各类突发事件的总体预案和部门预案，明确在应急状态下各个部门的责任和各级各类人员的职责以及应急反应行动的程序。 3.有节假日及夜间应急相关工作预案，配备充分的应急处理资源，包括人员、应急物资、应急通讯工具等。

评审标准	评审要点
	【B】符合"C",并 编制医院应急预案手册,方便员工随时查阅,各部门、各级、各类人员知晓本部门和本岗位的相关职责与流程。
	【A】符合"B",并 定期并及时修定总体预案和专项预案,持续完善。
1.4.4开展应急培训和演练,提高各级、各类人员的应急素质和医院的整体应急能力。	
1.4.4.1 开展全员应急培训和演练,提高各级、各类人员的应急素质和医院的整体应急能力。	【C】 1.医院有安全知识及应急技能培训及考核计划,定期对各级、各类人员进行应急相关法律、法规、预案及应急知识、技能和能力的培训,组织考核。 2.各科室、部门每年至少组织一次系统的防灾训练。 3.开展各类突发事件的总体预案和专项预案应急演练。
	【B】符合"C",并 1.培训考核的内容涵盖了本地区、本院需要应对的主要公共突发事件。 2.相关人员掌握主要应急技能和防灾技能。 3.有应对重大突发事件的医院内、外联合应急演练。 4.有应对突发大规模传染病暴发等突发公共卫生事件的综合演练。
	【A】符合"B",并 员工对应急预案与流程的知晓率达到100%。
1.4.4.2 医院有停电事件的应急对策。	【C】 1.有停电的医院总体预案和主要部门的应急预案。 2.明确应急供电的范围、实施应急供电的演练,确保ICU等主要场所应急用电与安全运行。 3.配备充分的应急设施,如各个病区都设置有应急用照明灯。 4.员工都应知晓停电时的对策程序。

评审标准	评审要点
	【B】符合"C",并 1.对本院装备的应急发电装置与线路要定期进行检查维护和带负荷实验,并有记录。 2.对突发火灾、雷击、风灾、水灾造成的停电有应急措施。 3.定期检查接地系统,对ICU、医技科室大型设备、计算机网络系统等重要设施的接地设备有常规维护记录。
	【A】符合"B",并 1.供电部门实行24小时值班制,有完整的交接班记录。 2.有停电及应急处理的完整记录,记录时间精确到分,有处理人员的签名。 3.有职能部门的督导检查和持续改进资料。

1.4.5 合理进行应急物资和设备的储备。

评审标准	评审要点
1.4.5.1 制定应急物资和设备储备计划,且有严格的管理制度及审批程序,有适量应急物资储备,有应对应急物资设备短缺的紧急供应渠道。	【C】 1.有应急物资和设备的储备计划。 2.有应急物资和设备的管理制度、审批程序。 3.有必备物资的储备目录,有应急物资和设备的使用登记。
	【B】符合"C",并 1.应急物资和设备有定期维护,确保有效期,自查有记录。 2.现库存的储备物资与目录相符,有适量的药品器材、生命复苏设备、消毒药品器材与防护用品,有水与食品的储备。 3.有职能部门监管记录。
	【A】符合"B",并 与供应商之间有应急物资和设备紧急供应的协议。

五、职业医学教育与继续医学教育

评审标准	评审要点
1.5.1教学师资、设备设施符合医学院校教育、毕业后教育和继续医学教育要求，并能发挥作用	
1.5.1.1 教学师资、设备设施符合医学院校教育要求，承担研究生学历教育，具备研究生学位授权点。	【C】 医院具有能够承担医学院校教学的教学师资、设备设施，符合教育部对三级医院的教学要求。 【B】符合"C"，并 承担省级职业卫生技术培训工作。 【A】符合"B"，并 承担研究生学历教育，具备研究生学位授权点。
1.5.2承担本科以上医学生的临床教学任务。	
1.5.2.1 承担本科或以上医学生的临床教学和实习任务。	【C】 1.完成本科或以上临床教学工作，通过历次教学评估。 2.有支持教学规划以及资金投入和保障制度。 3.有专门部门和专职人员负责教学管理工作。 4.有相应专业教研组或办公室，有专（兼）职教师。 5.有年度培养本科生或以上的专业、数量等相关资料。 【B】符合"C"，并 1.对所承担的教学工作有质量监控和持续改进，有可追溯的记录。 2.为大学附属医院或教学医院承担连续5届本科或以上医学教育工作。 3.独立承担硕士研究生教育。 【A】符合"B"，并 独立承担博士研究生教育。
1.5.3承担职业病诊断、职业健康检查主检医师规范化培训任务。	
	【C】 1.有职业病诊断、健康监护主检医师培训实施方案，提供相应培训条件及资金支持。 2.有专职人员负责培训工作。

评审标准	评审要点
1.5.3.1 承担职业病诊断和健康监护主检医师规范化培训任务。	【B】符合"C",并 1.有职能部门和专人负责对培训工作定期督查、督教。 2.为省级卫生行政部门批准的职业病诊断、健康监护主检医师规范化培训基地。 3.有年度承担职业病诊断、健康监护主检医师规范化培训的学科、数量及档案管理等相关资料。
	【A】符合"B",并 1.能够承担同级(三级)医院职业卫生技术人员专业培训任务。 2.有职业病诊断、健康监护主检医师培养情况的追踪随访、总结评价,持续改进培训工作。
1.5.4开展继续医学教育工作情况。	
1.5.4.1 开展继续医学教育工作。	【C】 1.有继续医学教育管理组织、管理制度和继续医学教育规划、实施方案,提供培训条件及资金支持。 2.有专门部门和专人对全院继续教育项目实施统一管理、质量监督。
	【B】符合"C",并 1.有完善的继续医学教育学分管理档案。 2.有继续医学教育与员工定期考核、晋职晋升挂钩。 3.继续医学教育学分完成率≥90%。 4.每年承担省级继续医学教育项目≥5个。
	【A】符合"B",并 1.继续医学教育学分完成率≥95%。 2.每年承担国家级继续医学教育项目≥2个。
1.5.5指导和培训下级医院卫生技术人员提高职业病诊疗水平,推广适宜职业病诊疗技术。	
1.5.5.1 指导和培训下级医院技术人员提高职业病	【C】 1.有承担指导和培训下级医院卫生技术人员提高职业病诊疗水平的相关规划、实施方案,提供培训条件及资金支持。 2.有指定部门和人员对培训项目实施统一管理、质量监督。 3.有年度下级医院进修医务人员数量、学科的相关资料。

评审标准	评审要点
诊疗水平，推广适宜职业病的诊疗技术。	【B】符合"C"，并 1.选派医务人员、管理人员参与指导下级医院和培养职业病技术人员。 2.有选派援助人员名单、学科及援助项目等相关资料。
	【A】符合"B"，并 1.有推广适宜职业病技术项目及效果评价。 2.对援助工作有监管、有追踪、有评估并持续改进。

六、科研及其成果推广

评审标准	评审要点
1.6.1有鼓励医务人员参与科研工作的制度和办法，并提供适当的经费、条件与设施。	
1.6.1.1 有鼓励医务人员参与科研工作的制度和办法，并提供适当的经费、条件与设施。	【C】 1.有科研工作管理制度。 2.有鼓励医务人员参与科研工作的具体措施。 3.有科研经费支持及相应的科研条件与设施。 4.有专门部门和人员对医务人员参与科研工作进行管理。
	【B】符合"C"，并 1.有省医药卫生重点学科或重点实验室。 2.医院设立科研支持基金、鼓励性科研的经费等相关资料。 3.对科研工作有监管、有追踪、有评估并持续改进，且有记录。
	【A】符合"B"，并 1.有国家级的重点学科。 2.医院年度科研经费投入与医院总体收入增长同步。
1.6.2承担各级各类科研项目，获得院内外经费，开展临床与基础相结合的研究工作，并取得成效。	

评审标准	评审要点
1.6.2.1 承担各级各类科研项目，获得院内外研究经费，开展临床与基础相结合的研究工作，并取得成效。	【C】 1.有近3年来承担各级各类科研项目、科研经费及科研成果的相关资料。 2.有科研成果（专利数量、统计源期刊发表文章数量、省级或以上获奖励数量）、医院开放床位比例（如每百张开放床位）及与在册医护研究人员比例（如每百名医师、护士、药师、技师或专职科研人员等）的统计资料和统计分析。 3.有临床科研项目数量占总项目比例及专利技术转化的相关资料。 4.医院有专项科研经费。
	【B】符合"C"，并 1.有近3年来承担省级科研项目数量、获得科研资助资金数量相关资料。 2.有省科研成果（专利数量、统计源期刊发表文章数量、省级或以上获奖励数量）与医院开放床位比例，以及与在册医护研究人员比例的统计资料和统计分析。
	【A】符合"B"，并 1.有近3年来承担国家级科研项目数量、获得科研资助资金数量相关资料。 2.有国家级科研成果与医院开放床位比例，以及与在册医护研究人员比例的统计资料和统计分析。 3.临床科研项目数量，占总项目比例及专利技术转化情况。
1.6.3 医院有将研究成果转化为实践应用的激励政策，并取得成效。	
1.6.3.1 医院有将研究成果转化为实践应用的激励政策，并取得成效。	【C】 1.有将研究成果转化为实践应用的激励政策。 2.10年内医院有自主创新的适宜技术得到推广或院级研究成果转化为实践应用，或引进技术提高临床诊疗水平的案例。
	【B】符合"C"，并 10年内医院至少有省部级研究成果转化为实践应用的案例。
	【A】符合"B"，并 10年内医院至少有国家级研究成果转化为实践应用的案例。

七、承担职业病防治社会责任

评审标准	评审要点
1.7.1 承担本地区职业病防治的社会责任，开展职业病防治工作。	
1.7.1.1 承担本地区职业病防治的社会责任。	【C】 1. 开展职业病防治相关知识的宣传。 2. 承担政府指令性专项调查。 3. 承担本地区职业病发病信息统计分析。
	【B】符合"C"，并 1. 对本地区重点职业病危害进行风险评估，提出防治对策。 2. 有职能部门监管及评价，并根据监管情况持续改进职业病防治工作。
	【A】符合"B"，并 1. 承担全省职业病防治规划的制定，为政府决策提供技术支撑。 2. 持续改进职业病防治工作取得明显成效。
1.7.2 承担本地区职业病临床质量控制中心工作，制定本地区职业病诊疗、职业健康检查、职业病危害因素检测与评价、化学物毒性检测规范等指导文件。	
1.7.2.1 承担本地区职业病临床质量控制中心工作，制定本地区职业病诊疗规范、职业健康检查、职业病危害因素检测与评价、化学物毒性检测等指导性文件。（★）	【C】 1. 指导本地区级医院开展职业病诊疗工作。 2. 参与制定本地区职业病诊疗、职业健康检查、检测与评价、毒物检测规范等指导性文件。
	【B】符合"C"，并 指导本地区开展职业病诊疗、职业健康检查、职业病危害因素检测与评价、化学物毒性检测等工作。
	【A】符合"B"，并 承担本省职业病临床质量控制中心工作。
1.7.3 具备尘肺病、职业性中毒、物理因素疾病等常见职业病的筛查能力。	

评审标准	评审要点
1.7.3.1 具备尘肺病、职业性中毒、物理因素疾病等常见职业病的筛查能力。	【C】 1.有尘肺病科、职业中毒科、物理因素损伤疾病科、职业健康检查科等专业的临床医师参加职业病筛查工作。 2.有X线（DR）设备及专业医师、技师支持。 3.有计算机X线断层摄影（CT）及专业医师、技师支持。 4.有多普勒超声设备及专业医师支持。 5.有临床检验检测设备及专业医师、技师支持。
	【B】符合"C"，并 可出示规范的职业病筛查结果评估报告，并可提供进一步的指导。
	【A】符合"B"，并 有职能部门监管及评价，根据监管持续改进。

第二章 医院服务

一、开展预约诊疗服务

评审标准	评审要点
2.1.1 实施多种形式的预约诊疗与分时段服务，对门诊和出院复诊患者实行预约服务。	
2.1.1.1 实施多种形式的预约诊疗，对门诊和出院复诊患者实行预约服务。	【C】 1. 医院至少开展两种以上形式的预约诊疗服务，如电话、网络、现场等预约形式。 2. 门诊实行预约诊疗服务。 【B】符合"C"，并 专家门诊、专科门诊、普通门诊、出院复诊均开展预约诊疗服务。 【A】符合"B"，并 有完善的出院复诊患者、慢性病患者预约服务管理，登记资料完整。
2.1.2 有预约诊疗工作制度和规范，有操作流程，逐步提高患者预约就诊比例。	
2.1.2.1 有预约诊疗工作制度和规范，有可操作流程，提高患者预约就诊比例。	【C】 1. 有职能部门负责统一预约管理和协调工作。 2. 有预约诊疗工作制度和规范流程。 3. 有方便患者获取预约服务公开的医疗信息。 4. 有出诊医师管理措施，变动出诊时间应提前公告。 5. 医务人员熟知预约诊疗制度与流程。 【B】符合"C"，并 1. 有信息化预约管理平台。 2. 有专人负责预约具体工作。 【A】符合"B"，并 1. 对中长期预约号源进行统一管理和协调。 2. 对预约诊疗情况进行分析评价，持续改进预约工作。

评审标准	评审要点
2.1.3建立与挂钩合作的基层医疗机构的预约转诊服务。	
2.1.3.1 建立与挂钩合作的基层医疗机构的预约转诊服务。	【C】 1.有与基层医疗机构预约转诊的协议。 2.规范开展基层医疗机构预约转诊工作。
	【B】符合"C"，并 1.有提高转诊质量的相关培训和指导。 2.信息系统支持病历资料协同传输。
	【A】符合"B"，并 对预约转诊情况进行分析评价，持续改进转诊工作。

二、门诊流程管理

评审标准	评审要点
2.2.1优化门诊布局结构，完善门诊管理制度，落实便民措施，减少就医等待，改善患者就医体验，有急危重症患者优先处置的制度与程序。	
2.2.1.1 优化门诊布局结构，完善门诊管理制度，落实便民措施，减少就医等待，改善患者就医体验，有急危重症患者优先处置的制度与程序。	【C】 1.门诊布局科学、合理，流程有序、连贯、便捷。 2.有门诊管理制度并落实。 3.有各种便民措施。 4.有缩短患者等候时间的措施。 5.有急危重症患者优先处置的相关制度与程序。
	【B】符合"C"，并 1.针对门诊重点区域和高峰时段有措施保障门诊诊疗的秩序和连贯性。 2.切实落实急危重症患者优先处置制度。
	【A】符合"B"，并 门诊管理工作有分析评价，持续改进门诊工作。
2.2.2公开出诊信息，保障医务人员按时出诊，遇有医务人员出诊时间变更应当提前告知患者。提供咨询服务，帮助患者有效就诊。	

评审标准	评审要点
2.2.2.1 公开出诊信息，保障医务人员按时出诊。提供咨询服务，帮助患者有效就诊。	【C】 1.以多种方式向患者提供出诊信息，并及时更新。 2.医务人员按时出诊，因特殊情况无法出诊应有替代方案并及时告知患者。 3.有咨询服务，帮助患者有效就诊。
	【B】符合"C"，并 1.医务人员完成本岗位诊疗工作后能主动指导患者进入下一诊疗环节。 2.有奖惩措施和考核机制不断提高医务人员按时出诊率。
	【A】符合"B"，并 1.开展满意度调查等措施，不断完善门诊服务。 2.医务人员出诊情况有登记与分析评价，持续改进出诊服务。
2.2.3根据门诊就诊患者流量调配医疗资源，做好门诊和辅助科室之间的协调配合。	
2.2.3.1 根据门诊就诊患者流量调配医疗资源，做好门诊和辅助科室之间的协调配合。	【C】 1.有门诊流量实时监测措施。 2.有医疗资源调配方案。 3.有门诊与辅助科室之间的协调机制。
	【B】符合"C"，并 1.门诊满足患者就诊需要，无因医院原因出现退号现象。 2.普通医技检查能满足门诊需要，当日完成检查和报告。
	【A】符合"B"，并 有门诊就诊情况分析评价，持续改进门诊工作。
2.2.3.2 有门诊突发事件预警机制和处理预案，提高快速反应能力。	【C】 1.有应急预案，包括建立组织、设备配置、人员技术培训、通讯保障、后勤保障等。 2.有确保应急预案及时启动、快速实施的程序与措施。
	【B】符合"C"，并 1.有门诊突发事件预警系统，能有效地识别预警信息。 2.工作人员能够及时识别预警信息并熟练掌握各种突发事件报告和处理流程。

评审标准	评审要点
	【A】符合"B"，并 1. 根据预警级别，及时启动应急预案，有案例证实在启动应急预案后，相关部门能积极响应。 2. 有应急事件分析评价，持续改进应急管理。

2.2.4 有开展职业病多学科综合门诊的制度与流程

评审标准	评审要点
2.2.4.1 有制度与流程支持开展多学科综合门诊，并取得成效。	【C】 有相关制度与流程支持开展多学科综合门诊，诊疗范围明确，各科职责清楚。
	【B】符合"C"，并 有保障多学科综合门诊出诊医师数量和质量的措施。
	【A】符合"B"，并 有多科综合门诊成效分析评价，持续改进综合门诊质量。

三、院内急危重症通道管理

评审标准	评审要点
2.3.1 有处理门诊急危重症患者的抢救室，根据医院实际情况配置适宜的承担抢救功能的床位、急救设备、药品，门诊医护人员掌握抢救技术及药品应用。	
2.3.1.1 有处理门诊常见急危重症患者的抢救室，门诊医护人员掌握抢救室急救设备的使用和药品的应用。	【C】 1. 医院有承担处理门诊急危重症患者的抢救室。 2. 抢救室有各项规章制度、职责和相关技术规范、操作规程，保证医疗急救服务质量。 3. 门诊医护人员熟悉并遵守抢救室的规章制度，经过医务部培训，能够胜任抢救室工作，并经过考核达到急救设备及药品应用的要求，有考核记录。 4. 有适宜的急救设备和药品。 5. 服务区域与药房等区域距离半径较短，提高抢救室服务效率。 6. 从事处理门诊急危重症的医师知晓其履职要求。

评审标准	评审要点
	【B】符合"C"，并 1.由首诊医师负责门诊急危重症患者的抢救处理。 2.职能部门对职业病危急重症处理有监管。
	【A】符合"B"，并 持续改进职业病危急重症处理质量，不断提高职业病危急重症的诊疗水平。
2.3.2加强急危重症患者的救治，有住院"绿色通道"及抢救室服务流程与规范，保障患者获得连贯的医疗服务。	
2.3.2.1 加强急危重症患者的救治，及抢救室服务流程与规范，保障患者获得连贯的医疗服务。	【C】 1.医院有急危重症患者救治的管理制度与首诊抢救医师职责，明确各相关部门的功能任务，建立急危重症职业病患者救治的协作机制。 2.有住院"绿色通道"及抢救室急危重症患者的服务流程与规范。 3.明确界定门诊各科室、各医技科室与药房等科室的职责与配合流程。
	【B】符合"C"，并 职能部门对参加抢救的医师在制度与服务流程方面的执行力有评价、有反馈、有整改措施。
	【A】符合"B"，并 急诊患者95%以上可在10分钟内获得专科会诊。
2.3.3开展急救技术操作规程的全员培训，实行合格上岗制度。	
2.3.3.1 医护人员能够熟练、正确使用各种抢救设备，掌握各种抢救技能，包括高级心肺复苏技能。	【C】 1.有各种抢救设备操作常规随设备存放，方便查询。 2.经培训后，医护人员能够熟练、正确使用抢救室内的各种抢救设备。 3.医护人员具备心肺复苏的基础理论、基本知识和操作技能。 4.门诊医师具备独立抢救常见急危重症患者的能力，熟练掌握心肺复苏、深静脉穿刺、动脉穿刺、电复律使用的技术。 5.门诊护士除具备常用的护理技能外，还应具有配合医师完成上述操作的能力。

评审标准	评审要点
	【B】符合"C",并: 有门诊医护人员技能培训与考核记录
	【A】符合"B",并 门诊医护人员的技能水平不断提高,设备操作技能考核100%合格。

2.3.4具有适当处理职业病患者急危重症的技术能力。

评审标准	评审要点
2.3.4.1 具有适当处理职业病患者急危重症的技术能力。	【C】 1.具有适当的处理职业病患者并发常见急危重症的技术能力。 2.有处理职业病患者并发常见的急危重症的培训计划并组织实施。
	【B】符合"C",并 科室质量管理组织对急危重症救治有总结分析,职能部门履行监管职能。
	【A】符合"B",并 持续改进急危重症患者救治质量,并取得明显成效。

四、住院、转诊、转科服务流程管理

评审标准	评审要点
2.4.1完善患者入院、出院、转科服务管理工作制度和标准,改进服务流程,方便患者。	
2.4.1.1 完善患者入院、出院、转科服务管理工作制度和标准,改进服务流程,方便患者。	【C】 1.执行留观、入院、出院、转科、转院制度,并有相应的服务流程。 2.有部门间协调机制,并有专人负责。 3.能为患者入院、出院、转科、转院提供指导和各种便民措施。 4.有科室没有空床或医疗设施有限时的处理制度与流程,并告知患者原因和处理方案。
	【B】符合"C",并 1.有对员工进行服务流程培训的相关制度并执行,当服务流程变更时,对相关人员进行再培训。 2.职能部门对上述工作进行督导、检查、总结、反馈,有改进措施。

评审标准	评审要点
	【A】符合"B"，并 持续改进服务流程有成效。
2.4.2 为急诊患者制定合理、便捷的入院相关制度与流程。危重患者应先抢救并及时办理入院手续。	
2.4.2.1 为急诊患者提供合理、便捷的入院相关制度与流程，危重患者应先抢救并及时办理入院手续。	【C】 1.有为急诊患者提供合理、便捷入院的制度与流程。 2.危重患者应先抢救并及时办理入院手续。
	【B】符合"C"，并 职能部门对上述工作进行督导、检查、总结、反馈，有改进措施。
	【A】符合"B"，并 持续改进急诊入院服务有成效。
2.4.2.2 为患者提供办理入院、出院手续的个性化服务和帮助。	【C】 1.办理入院、出院、转院手续便捷，分时段或床位办理出院手续。 2.有为特殊患者（如残疾人、无近亲属陪护行动不便患者等）入院、出院提供多种服务的便民措施。
	【B】符合"C"，并 职能部门对上述工作进行督导、检查、总结、反馈，有改进措施。
	【A】符合"B"，并 持续改进入院服务有成效。
2.4.3 加强转诊、转科患者的交接管理，及时传递患者病历与相关信息，为患者提供连续医疗服务。	
2.4.3.1 加强转诊、转科患者的交接，及时传递患者病历与相关信息，为患者提供连续医疗服务。	【C】 1.转诊或转科流程明确，实施患者评估，履行知情同意，做好相关准备，选择适宜时机。 2.主治医师应向患者或近亲属告知转诊、转科理由以及不适宜的转诊、转科可能导致的后果，获取患者或近亲属知情同意。 3.有病情和病历等资料交接制度并落实，保障诊疗的连续性。 4.相关医务人员熟悉并遵循上述制度与流程。

评审标准	评审要点
	【B】符合"C",并 职能部门对上述工作进行督导、检查、总结、反馈,有改进措施。
	【A】符合"B",并 持续改进转诊转科服务并有成效。

2.4.4 加强出院患者健康教育和随访预约管理,提高患者健康知识水平和出院后医疗、护理及康复措施的知晓度。

评审标准	评审要点
2.4.4.1 加强出院患者健康教育和随访预约管理,提高患者健康知识水平和出院后医疗、护理及康复措施的知晓度。	【C】 1.有出院患者健康教育相关制度。 2.有出院患者随访、预约管理相关制度。
	【B】符合"C",并 1.患者或近亲属能知晓和理解出院后医疗、护理和康复措施。 2.开展多种形式的随访,不断提高随访率。 3.职能部门对上述工作进行督导、检查、总结、反馈,有改进措施。
	【A】符合"B",并 持续改进健康教育和随访预约管理并有成效。

五、基本医疗保障服务管理

评审标准	评审要点
2.5.1 有各类基本医疗保障管理制度和相应保障措施,严格服务收费管理,减少患者医药费用预付,方便患者就医。	
2.5.1.1 有基本医疗保障管理制度和相应保障措施,严格收费服务管理,减少患者医药费用预付,方便患者就医。	【C】 1.有指定相关部门或专人负责基本医疗保障管理工作。 2.有基本医疗保障管理相关制度和相应保障措施。 3.提供快捷的基本医疗保障预付服务。 4.相关人员熟悉并遵循上述制度。
	【B】符合"C",并 1.实施"先诊疗后结算"等措施,方便患者就医。 2.职能部门对上述工作进行督导、检查、总结、反馈,有改进措施。

评审标准	评审要点
	【A】符合"B",并 1.持续改进基本医疗保障管理有成效。 2.有基本医疗保障管理相关制度和相应(管理)措施。
2.5.2公开医疗价格收费标准和基本医疗保障支付项目。	
2.5.2.1 公开医疗价格收费标准和基本医疗保障支付项目。	【C】 1.公开基本医疗保障服务收费标准。 2.公开医疗保险支付项目和标准。
	【B】符合"C",并 1.向患者提供基本医疗保障相关制度的咨询服务。 2.向患者介绍基本医疗保障支付项目供患者选择,优先推荐基本医疗、基本药物和适宜技术。 3.职能部门对上述工作进行督导、检查、总结、反馈,有改进措施。
	【A】符合"B",并 持续改进基本医疗收费管理有成效。
2.5.3保障各类基本医疗保障制度参加人员的权益,强化参保患者知情同意。	
2.5.3.1 保障各类参加基本医疗保障制度人员的权益,强化参保患者知情。	【C】 1.维护参保人员的权益,提供基本医疗保障的相关信息。 2.对于基本医疗保障服务范围外的诊疗项目应事先征得参保患者同意。
	【B】符合"C",并 职能部门对上述工作进行督导、检查、总结、反馈,有改进措施。
	【A】符合"B",并 持续改进保障人员权益服务并有成效。

六、患者的合法权益

评审标准	评审要点
2.6.1 医院有相关制度保障患者及其近亲属充分了解其权利。	
2.6.1.1 患者及其近亲属对病情、诊断、医疗措施和医疗风险等具有知情选择的权利。医院有相关制度保证医务人员履行告知义务。（★）	【C】 1.有保障患者合法权益的相关制度并得到落实。 2.医务人员尊重患者的知情选择权利，对患者进行病情、诊断、医疗措施和医疗风险告知的同时，能提供不同的诊疗方案。 3.医务人员熟知并尊重患者的合法权益。
	【B】符合"C"，并 1.患者或近亲属对医务人员的告知情况能充分理解并在病历中体现。 2.职能部门对上述工作进行督导、检查、总结、反馈，有改进措施。
	【A】符合"B"，并 持续改进并有成效。
2.6.2 应向患者或其近亲属说明病情及治疗方式、特殊治疗及处置，并获得其同意，说明内容应有记录。	
2.6.2.1 向患者或其近亲属说明病情及治疗方式、特殊治疗及处置，并获得其同意，说明内容应有记录。	【C】 1.医务人员在诊疗活动中应当向患者说明病情和医疗措施。需要实施手术、特殊检查、特殊治疗的，医务人员应当及时向患者说明医疗风险、替代医疗方案等情况，并取得其书面同意；不宜向患者说明的，应当向患者的近亲属说明，说明内容应有记录，并取得其书面同意。 2.相关人员熟悉并遵循上述要求。
	【B】符合"C"，并 职能部门对上述工作进行督导、检查、总结、反馈，有改进措施。
	【A】符合"B"，并 持续改进并有成效。
2.6.3 对医护人员进行知情同意和告知方面的培训，主管医师能够使用患者易懂的方式、语言与患者及其近亲属沟通，并履行书面同意手续。	

评审标准	评审要点
2.6.3.1 对医护人员进行知情同意和告知方面的培训，主管医师能够使用患者易懂的方式、语言，与患者及其近亲属沟通，并履行书面同意手续。	【C】 1.对医务人员进行维护患者合法权益、知情同意以及告知方面培训。 2.医务人员掌握告知技巧，采用患者易懂的方式进行医患沟通。 3.对实施高危诊疗操作、特殊诊疗、贵重药品、耗材等时履行书面知情同意手续。
	【B】符合"C"，并 职能部门对上述工作进行督导、检查、总结、反馈，有改进措施。
	【A】符合"B"，并 持续改进并有成效。
2.6.4 开展实验性临床医疗应严格遵守国家法律、法规及部门规章，有审核管理程序，并征得患者书面同意。	
2.6.4.1 开展实验性临床医疗应严格遵守国家法律、法规及部门规章，有审核管理程序，并征得患者书面同意。	【C】 1.有开展实验性临床医疗管理的相关制度。 2.有开展实验性临床医疗的审核程序。 3.实验性临床医疗实行个案全程管理。 4.参与实验性临床医疗的患者均能签署知情同意书。
	【B】符合"C"，并 1.患者和近亲属充分参与诊疗决策。 2.有独立的监督部门对相关的实验性临床医疗进行全程监督，并有效履行职责。
	【A】符合"B"，并 实验性临床医疗项目档案资料完整，对监管情况有评价，有整改措施与持续改进。
2.6.5 保护患者的隐私权，尊重民族习惯和宗教信仰。	
	【C】 1.有保护患者隐私权的相关制度和具体措施。 2.有尊重民族习惯和宗教信仰的相关制度和具体措施。 3.医务人员熟悉相关制度，了解不同民族、种族、国籍以及不同宗教患者的不同习惯。

评审标准	评审要点
2.6.5.1 保护患者的隐私权，尊重民族习惯和宗教信仰。	4.医护人员自觉保守患者隐私，除法律规定外，未经本人同意不得向他人泄露患者情况。
	【B】符合"C"，并 1.能尽量满足患者特殊合理的需求。 2.有完善的保护患者合法权益的协调处置机制。 3.有职能部门监督检查。
	【A】符合"B"，并 有监管情况分析评价，有整改措施与持续改进。

七、投诉管理

评审标准	评审要点
2.7.1 贯彻落实《医院投诉管理办法（试行）》，实行"首诉负责制"，设立或指定专门部门统一接受、处理患者和医务人员投诉，及时处理并答复投诉人。	
2.7.1.1 贯彻落实《医院投诉管理办法（试行）》，实行"首诉负责制"，设立或指定专门部门统一管理投诉工作，接受、处理患者和医务人员投诉，及时处理并答复投诉人。（★）	【C】 1.有专门部门统一管理投诉工作。 2.有投诉管理相关制度及明确的处理流程。 3.有明确的投诉处理时限并得到严格执行。
	【B】符合"C"，并 1.实行"首诉负责制"，科室、职能部门处置投诉的职责明确，有完善的投诉协调处置机制。 2.有配置完善的录音录像设施的投诉接待室。 3.职能部门对上述工作进行督导、检查、总结、反馈，有改进措施。
	【A】符合"B"，并 持续改进并有成效。
2.7.1.2 妥善处理医疗纠纷。	【C】 1.有医疗纠纷范围界定、处理制度与操作流程,妥善处理医疗纠纷。 2.有法律顾问、律师提供相关法律支持。 3.相关人员熟悉流程并履行相应职责。

评审标准	评审要点
	【B】符合"C",并 1.以多种形式对相关员工进行医疗纠纷案例教育。 2.职能部门对上述工作进行督导、检查、总结、反馈,有改进措施。
	【A】符合"B",并 1.建立发言人制度。 2.持续改进并有成效。
2.7.2公布投诉管理部门、地点、接待时间及其联系方式,同时公布上级部门投诉电话,建立健全投诉档案,规范投诉处理程序。	
2.7.2.1 公布投诉管理部门、地点、接待时间及联系方式,同时公布上级部门投诉电话,建立健全投诉档案,规范投诉处理程序。	【C】 1.通过各种形式,在显著地点公布投诉管理部门、地点、接待时间、联系方式以及投诉电话,同时公布上级部门投诉电话。 2.有完整的投诉登记,体现投诉处理的全过程。 3.规范投诉处理程序。
	【B】符合"C",并 建立健全投诉档案,包括书面、音像档案资料。
	【A】符合"B",并 定期对投诉资料进行归类整理、分析,提出改进建议提供给相关管理部门和科室。
2.7.3根据患者和员工的投诉,持续改进医疗服务。	
2.7.3.1 根据患者和员工的投诉,持续改进医疗服务。	【C】 1.建立患者及员工投诉渠道。 2.有完整的投诉登记,体现投诉处理的全过程。 3.根据投诉情况改进医疗服务质量,提高管理水平。
	【B】符合"C",并 将投诉与绩效考核、医师考核和职能部门工作评价相结合。
	【A】符合"B",并 通过投诉管理,提高患者和员工对医疗服务和医院管理的满意率。
2.7.4对员工进行纠纷防范及处理的专门培训。	

评审标准	评审要点
2.7.4.1 对员工进行纠纷防范及处理的专门培训。	【C】 对员工进行纠纷防范及处理的专门培训，有完整的相关资料（每年至少一次）。
	【B】符合"C"，并 开展典型案例教育。
	【A】符合"B"，并 有培训效果评价。

八、就诊环境管理

评审标准	评审要点
2.8.1 为患者提供就诊接待、引导、咨询服务。	
2.8.1.1 为患者提供就诊接待、引导、咨询服务。	【C】 1.有咨询服务台，专人服务，相关人员应熟知各服务流程。 2.有相关服务措施，包括： （1）医院就诊指南。 （2）医院建筑平面图。 （3）医院服务标志清晰、易懂。 （4）保障患者权利的图文介绍资料。 （5）残疾人无障碍设施标志醒目，有辅助用轮椅、推车等设备。 （6）为孕产妇、有困难的患者提供导医和帮助的服务。 （7）提供饮水、电话、健康教育宣传等服务的设施。 （8）卫生间卫生、清洁、无味、地板防滑，有专供残疾人使用的卫生设施。 （9）有适宜的供患者及亲属停放车辆的区域。 3.有通畅无障碍的救护车通道。 4.若设电梯，应有服务管理人员。 5.有预防意外事件的措施与警示标志。 6.医院工作人员佩戴标志规范，患者易于识别。
	【B】符合"C"，并 1.实行"首问负责制"。 2.职能部门对上述工作进行督导、检查、总结、反馈，有改进措施。

评审标准	评审要点
	【A】符合"B"，并 持续改进并有成效。
2.8.2急诊与门诊候诊区、医技部门、住院病区等均有明显、易懂的标志。	
2.8.2.1 急诊与门诊候诊区、医技部门、住院病区等均有明显、易懂的标志。	【C】 1.有明显的识别与路径标志，尤其与急救相关的科室与路径。 2.标志用字规范、清楚、醒目，导向易懂。 3.有指定部门监管。
	【B】符合"C"，并 根据服务区域功能或路径变化，及时变更标志。
	【A】符合"B"，并 标志与服务区域功能或路径完全相符。
2.8.3就诊、住院的环境清洁、舒适、安全。	
2.8.3.1 就诊、住院的环境清洁、舒适、安全。	【C】 1.医院建筑布局符合患者就诊流程要求和医院感染管理需要。 2.门诊工作区满足患者就诊需要，有配备适宜座椅的等候休息区。 3.有整洁宁静的住院病房，实际占地面积满足住院诊疗要求。 4.有卫生盥洗设施，并配备应急呼叫装置及防滑扶手。 5.有安全、舒适的病房床单元设施和适宜危重患者使用的可移动病床。 6.有安全管理、保洁管理措施。
	【B】符合"C"，并 对医院环境状况有巡查、维护措施，保障就诊住院环境处于良好状态。
	【A】符合"B"，并 持续改进并有成效。
2.8.4有保护患者隐私的设施和管理措施。	
	【C】 1.有私密性良好的诊疗环境。 2.在对患者进行暴露躯体检查时，提供保护隐私的措施。

评审标准	评审要点
2.8.4.1 有保护患者隐私的设施和管理措施。	【B】符合"C"，并 1.多人病室中各病床之间有间隔设施。 2.有私密性良好的医患沟通及知情告知场所。 3.职能部门对上述工作进行督导、检查、总结、反馈,有改进措施。
	【A】符合"B"，并 持续改进并有成效。
2.8.5执行《无烟医疗机构标准（试行）》及《关于2011年起全国医疗卫生系统全面禁烟的决定》。	
2.8.5.1 执行《无烟医疗机构标准（试行）》及《关于2011年起全国医疗卫生系统全面禁烟的决定》。	【C】 1.有执行《无烟医疗机构标准（试行）》及《关于2011年起全国医疗卫生系统全面禁烟的决定》的计划和具体措施。 2.有禁止吸烟的宣传教育计划并组织实施。 3.有禁止吸烟的醒目标志。 4.对有吸烟史的住院患者进行戒烟健康教育。
	【B】符合"C"，并 开展多种形式的戒烟咨询服务。
	【A】符合"B"，并 达到无烟医院标准。
2.8.6落实创建"平安医院"九点要求,有措施,构建和谐医患关系、优化医疗执业环境有成效。	
2.8.6.1 落实创建"平安医院"九点要求有措施,构建和谐医患关系、优化医疗执业环境有成效。	【C】 落实创建"平安医院"九点要求，医院有具体措施。
	【B】符合"C"，并 开展相关的培训与教育。
	【A】符合"B"，并 相关负责人对创建"平安医院"主要内容的知晓率≥90%。

第三章　患者安全

一、确立查对制度，识别患者身份

评审标准	评审要点
3.1.1 对就诊患者施行唯一标志（医保卡、新型农村合作医疗卡编号、身份证号码、病历号等）管理。	
3.1.1.1 对就诊患者施行唯一标志（医保卡、新型农村合作医疗卡编号、身份证号码、病历号等）管理。	【C】 对门诊就诊和住院患者的身份标志有制度规定，且在全院范围内统一实施。
	【B】符合"C"，并 对就诊患者住院病历施行唯一标志管理，如使用医保卡、新型农村合作医疗卡编号或身份证号码等。
	【A】符合"B"，并 对提高患者身份识别的正确性有改进方法，如在重点部门（急诊、ICU）使用条码管理。
3.1.2 在诊疗活动中，严格执行"查对制度"，至少同时使用姓名、年龄两项核对患者身份，确保对正确的患者实施正确的操作。	
3.1.2.1 在诊疗活动中，严格执行"查对制度"，至少同时使用姓名、年龄两项核对患者身份，确保对正	【C】 1.有在标本采集、给药、发放特殊饮食、实施仪器检查等各类诊疗活动时患者身份确认的制度、方法和核对程序。核对时应让患者或其近亲属陈述患者姓名。 2.至少同时使用两种患者身份识别方式，如姓名、性别、出生年月、年龄、病历号、床号等（禁止仅以房间或床号作为识别的唯一依据）。 3.相关人员熟悉上述制度和流程并履行相应职责。

评审标准	评审要点
确的患者实施正确的操作。（★）	【B】符合"C"，并 1.各科室严格执行查对制度。 2.职能部门对上述工作进行督导、检查、总结、反馈,有改进措施。
	【A】符合"B"，并 查对方法正确，诊疗活动中查对制度落实，持续改进，并有成效。
3.1.3 实施有创诊疗活动前，医师必须亲自向患者或其家属告知。	
3.1.3.1 实施有创诊疗活动前，医师必须亲自向患者或其家属告知。	【C】 1.明文规定实施有创诊疗活动前，医师必须亲自向患者或家属告知，并记录在病历之中。 2.重点是在实施高危诊疗操作、特殊诊疗或输血以及使用血液制品、贵重药品与耗材等时履行书面知情同意手续。
	【B】符合"C"，并 实施医师遵循率≥80%。
	【A】符合"B"，并 职能部门对上述工作进行督导、检查、总结、反馈，持续改进，并有成效。
3.1.4 完善有急重症关键流程（留观、病房、ICU之间流程）的患者识别措施，有转科交接登记制度。	
3.1.4.1 完善急重症关键流程(留观、病房、ICU之间流程）的患者识别措施，有转科交接登记制度。	【C】 1.患者转科交接时执行身份识别制度和流程，尤其留观、病房、ICU之间的转接。 2.对重点患者，如ICU、急诊、无名、儿童、意识不清、语言交流障碍、镇静期间患者的身份识别和交接流程有明确的制度规定。 3.对无法进行身份确认的无名患者，有身份标示的方法和核对流程。 4.对儿童、意识不清、语言交流障碍等原因无法向医务人员陈述自己姓名的患者，由患者陪同人员陈述患者姓名。
	【B】符合"C"，并 1.科室有转科交接登记。 2.职能部门对上述工作进行督导、检查、总结、反馈,有改进措施。

评审标准	评审要点
	【A】符合"B"，并 重点部门患者转接时的身份识别制度落实，持续改进，并有成效。
3.1.5 使用"腕带"作为识别患者身份的标志，重点是ICU、急重症留观等部门，以及意识不清、抢救、输血、不同语种语言交流障碍的患者等。	
3.1.5.1 使用"腕带"作为识别患者身份的标志，重点是重症监护病房等部门，以及意识不清、语言交流障碍的患者等。	【C】 1.对需使用"腕带"作为识别身份标志的患者和科室有明确制度规定。 2.至少在ICU、急重症留观使用"腕带"识别患者身份。
	【B】符合"C"，并 1.对急诊抢救室和留观的患者以及住院、有创诊疗、输液以及意识不清、语言交流障碍等患者推广使用"腕带"识别身份。 2.职能部门对上述工作进行督导、检查、总结、反馈，有改进措施。
	【A】符合"B"，并 有"腕带"识别患者身份。

二、确立在特殊情况下医务人员之间有效沟通的程序、步骤

评审标准	评审要点
3.2.1 在住院患者的常规诊疗活动中，应以书面方式下达医嘱。	
3.2.1.1 在住院患者的常规诊疗活动中，应以书面方式下达医嘱。	【C】 1.有开具医嘱的相关制度与规范。 2.医务人员对模糊不清、有疑问的医嘱，有明确的澄清流程。
	【B】符合"C"，并 职能部门对上述工作进行督导、检查、总结、反馈，有改进措施。
	【A】符合"B"，并 医嘱、处方合格率≥95%。
3.2.2 在实施紧急抢救的情况下，必要时可口头下达临时医嘱；护士应对口头临时医嘱完整重述确认。在执行时两人核查，事后及时补记。	

评审标准	评审要点
3.2.2.1 在实施紧急抢救的情况下，必要时可口头下达临时医嘱；护士应对口头临时医嘱完整重述确认。在执行时两人核查，事后及时补记。	【C】 1.有紧急抢救情况下使用口头医嘱的相关制度与流程。 2.医师下达的口头医嘱，执行者需复述确认，两人核查后方可执行。 3.下达口头医嘱应及时补记。
	【B】符合"C"，并 职能部门对上述工作进行督导、检查、总结、反馈，有改进措施。
	【A】符合"B"，并 医嘱制度规范执行，持续改进，并有成效。
3.2.3 接获非书面的患者"危急值"或其他重要的检查（验）结果时，接获者必须规范、完整、准确地记录患者识别信息、检查（验）结果和报告者的信息，复述确认无误后方可提供医师使用。	
3.2.3.1 有危急值报告制度与处置流程。	【C】 1.有临床危急值报告制度及流程，包括重要的检查（验）结果等报告的范围。 2.接获非书面危急值报告者应规范、完整、准确地记录患者识别信息、检查（验）结果和报告者的信息，复述确认无误后及时向主治或值班医生报告，并做好记录。 3.医生接获临床危急值后及时进行追踪与处置。 4.相关人员知晓上述制度与流程，并正确执行。
	【B】符合"C"，并 1.职能部门对上述工作进行督导、检查、总结、反馈，有改进措施。 2.信息系统能自动识别、提示危急值，检查（验）科室能通过网络及时向临床科室发出危急值报告，并有醒目的提示。
	【A】符合"B"，并 有危急值报告和接收处置规范，持续改进，并有成效。

三、执行手卫生规范，落实医院感染控制的基本要求

评审标准	评审要点
3.3.1 按照手卫生规范，正确配置有效、便捷的手卫生设备和设施，为执行手卫生提供必需的保障与监管措施。	
3.3.1.1 按照手卫生规范，正确配置有效、便捷的手卫生设备和设施，为执行手卫生提供必需的保障与有效的监管措施。	【C】 1.有手卫生管理相关制度和实施规范。 2.手卫生设备和设施配置有效、齐全、使用便捷。 3.手卫生依从性≥60%。 【B】符合"C"，并 1.手卫生依从性≥70%。 2.院感部门对重点科室等医务人员外科洗手有细菌学定期监测制度与程序，信息资料记录完整。 【A】符合"B"，并 1.职能部门对手卫生设备和手卫生依从性进行督导、检查、总结、反馈，有改进措施。 2.手卫生依从性≥95%。
3.3.2 医护人员在临床诊疗活动中应严格遵循手卫生"六步法"程序洗手。	
3.3.2.1 医护人员在临床诊疗活动中应严格遵循手卫生"六步法"程序的洗手相关要求（手清洁、手消毒、外科洗手操作规程等）。	【C】 1.对员工提供手卫生培训。 2.有手卫生相关要求（手清洁、手消毒、外科洗手操作规程等）的宣教、图示。 3.洗手正确率≥85%。 【B】符合"C"，并 1.职能部门有监管活动，体现已将"手卫生"作为医疗安全管理与医院感染监督的基础工作。 2.定期（至少每季一次）对存在的问题与缺陷及时通报至科室与当事人，并提出改进要求。 【A】符合"B"，并 1.医务人员洗手正确率≥90%。 2.无因洗手"不规范"原因所致"感染"事件。

四、特殊药物的管理，提高用药安全

评审标准	评审要点
3.4.1 对高浓度电解质，易混淆（听似、看似）的药品有严格的贮存要求，并严格执行麻醉药品、精神药品、化学治疗药品及药品类易制毒化学品等特殊管理药品的使用与管理规章制度。	
3.4.1.1 严格执行麻醉药品、精神药品、化学治疗药品及药品类易制毒化学品等特殊管理药品的使用与管理规章制度。	【C】 1.严格执行麻醉药品、精神药品、化学治疗药品及药品类易制毒化学品等特殊药品的使用管理制度。 2.有麻醉药品、精神药品、化学治疗药品及药品类易制毒化学品等特殊药品的存放区域、标示和贮存方法的相关规定。 3.相关员工知晓管理要求，并遵循。
	【B】符合"C"，并 1.执行麻醉药品、精神药品、医疗用毒性药品及药品类易制毒化学品等特殊药品的存放区域、标示和贮存方法相关规定，符合率≥90%。 2.职能部门对上述工作进行督导、检查、总结、反馈,有改进措施。
	【A】符合"B"，并 执行麻醉药品、精神药品、医疗用毒性药品及药品类易制毒化学品等特殊药品的存放区域、标示和贮存方法相关规定，符合率100%。
3.4.1.2 有高浓度电解质，化学治疗药物等听似、看似等易混淆的药品贮存与识别要求。	【C】 1.有高浓度电解质，化疗药物等特殊药品的存放区域、标识和贮存方法的规定。 2.对包装相似，听似、看似药品，一品多规或多剂型药物的存放有明晰的"警示标识"，符合率≥85%。 3.相关员工知晓管理要求、具备识别技能。
	【B】符合"C"，并 1.对包装相似、听似、看似药品，一品多规或多剂型药物做到全院统一"警示标志"，符合率≥90%。 2.职能部门对上述工作进行督导、检查、总结、反馈,有改进措施。
	【A】符合"B"，并 对包装相似、听似、看似药品，一品多规或多剂型药物做到全院统一"警示标志"，符合率100%。

评审标准	评审要点
3.4.2处方或用药医嘱在转抄和执行时有严格的核对程序，并由转抄和执行者签名确认。	
3.4.2.1 处方或用药医嘱在转抄和执行时有严格的核对程序，并由转抄和执行者签名确认。	1.所有处方或用药医嘱在转抄和执行时有严格的核对程序，并有转抄和执行者签字。 2.有药师审核处方或用药医嘱相关制度。对于住院患者，应由医师下达医嘱，药学技术人员统一摆药，护士按时发药，确保服药到口。 3.开具与执行注射剂的医嘱（或处方）时要注意药物配伍禁忌，按药品说明书应用。 4.有静脉用药调配与使用操作规范及输液反应应急预案。 5.正确执行核对程序≥90%。
	【B】符合"C"，并 1.建立药品安全性监测制度，发现严重、群发不良事件应及时报告并记录。 2.临床药师为医护人员、患者提供合理用药的知识，做好药物信息及药物不良反应的咨询服务。 3.职能部门对上述工作进行督导、检查、总结、反馈,有改进措施。
	【A】符合"B"，并 正确执行核对程序达100%。

五、临床"危急值"报告制度

评审标准	评审要点
3.5.1根据医院实际情况确定"危急值"项目。	
3.5.1.1 根据医院实际情况确定"危急值"项目,	【C】 1.有临床危急值报告制度与工作流程。 2.医技部门（含临床实验室、医学影像部门、肺功能与内窥镜等）有"危急值"项目表。 3.相关人员熟悉并遵循上述制度和工作流程。

评审标准	评审要点
建立"危急值"管理制度与工作流程。	【B】符合"C",并 根据临床需要和实践总结,更新和完善危急值管理制度、工作流程及项目表。
	【A】符合"B",并 职能部门定期(每年至少一次)对"危急值"报告制度的有效性进行评估。
3.5.2 有临床"危急值"报告制度与可执行的工作流程。	
3.5.2.1 严格执行"危急值"报告制度与流程。 (★)	【C】 1. 医技部门相关人员知晓本部门"危急值"项目及内容,能够有效识别和确认"危急值"。 2. 接获危急值报告的医护人员应完整、准确记录患者识别信息、危急值内容和报告者的信息,按流程复核确认无误后,及时向主治或值班医师报告,并做好记录。 3. 医师接获危急值报告后应及时追踪、处置并记录。
	【B】符合"C",并 信息系统能自动识别、提示危急值,相关科室能够通过电话或网络及时向临床科室发出危急值报告。
	【A】符合"B",并 有完善的监控机制,保障危急值报告、处置及时、有效。

六、防范与减少患者跌倒、坠床等意外事件发生

评审标准	评审要点
3.6.1 对高危患者有跌倒、坠床风险评估，要主动告知跌倒、坠床危险，采取有效措施防止意外事件发生。	
3.6.1.1 对患者进行风险评估，主动向高危患者告知跌倒、坠床风险，采取有效措施防止意外事件发生。	【C】 1.有防范患者跌倒、坠床的相关制度，并体现多部门协作。 2.对住院患者跌倒、坠床风险评估及根据病情、用药变化再评估，并在病历中记录。 3.主动告知患者跌倒、坠床风险及防范措施并有记录。 4.医院环境有防止跌倒的安全措施，如走廊扶手、卫生间及地面防滑。 5.对特殊患者，如儿童、老年人、孕妇、行动不便和残疾等患者，主动告知跌倒、坠床危险，采取适当措施防止跌倒、坠床等意外发生，如警示标志、语言提醒、搀扶或请人帮助、有床挡等。 6.相关人员知晓患者发生坠床或跌倒的处置及报告程序。 7.高危患者入院时跌倒、坠床的风险评估率≥85%。
	【B】符合"C"，并 1.有坠床、跌倒的质量监控指标数据收集和分析。 2.高危患者入院时跌倒、坠床的风险评估率≥90%。
	【A】符合"B"，并 高危患者入院时跌倒、坠床的风险评估率100%。
3.6.2 有患者跌倒、坠床等意外事件报告制度、处理预案与可执行的工作流程。	
3.6.2.1 有患者跌倒、坠床等意外事件报告制度、处置预案与工作流程。	【C】 有患者跌倒、坠床等意外事件报告相关制度、处置预案与工作流程。执行率≥85%。
	【B】符合"C"，并 患者跌倒、坠床等意外事件报告、处置流程知晓率≥95%。
	【A】符合"B"，并 1.患者跌倒、坠床等意外事件报告、处置流程执行率100%。 2.根据总结分析，完善防范措施，保障患者安全。

七、防范与减少患者压疮发生

评审标准	评审要点
3.7.1 有压疮风险评估与报告制度，有压疮诊疗及护理规范。	
3.7.1.1 有压疮风险评估与报告制度，有压疮诊疗及护理规范。	【C】 1.有压疮风险评估与报告制度、工作流程。 2.有压疮诊疗与护理规范。 3.高危患者入院时压疮的风险评估率≥90%。
	【B】符合"C"，并 1.职能部门有督促、检查、总结、反馈，有改进措施。 2.对发生压疮案例有分析及改进措施。
	【A】符合"B"，并 1.持续改进有成效。 2.高危患者入院时压疮的风险评估率100%。
3.7.2 实施预防压疮的有效护理措施。	
3.7.2.1 落实预防压疮的护理措施。	【C】 1.有预防压疮的护理规范及措施。 2.护士掌握操作规范。
	【B】符合"C"，并 职能部门有督促、检查、总结、反馈，有改进措施。
	【A】符合"B"，并 落实预防压疮措施，无非预期压疮事件发生。

八、妥善处理医疗安全（不良）事件

评审标准	评审要点
3.8.1有主动报告医疗安全（不良）事件的制度与可执行的工作流程，并让医务人员充分了解。	
3.8.1.1 有主动报告医疗安全(不良)事件的制度与工作流程。（★）	【C】 1.有医疗安全（不良）事件的报告制度与流程。 2.有对员工进行医疗安全（不良）事件报告制度的教育和培训。 3.有途径便于医务人员报告医疗安全（不良）事件。 4.每百张实际开放床位年报告医疗安全（不良）事件≥10件。 5.医护人员对医疗安全（不良）事件报告制度的知晓率100%。
	【B】符合"C"，并 1.有指定部门统一收集、核查医疗安全（不良）事件。 2.有指定部门向相关机构上报医疗安全（不良）事件。 3.对医疗安全（不良）事件有分析，采取防范措施。 4.每百张实际开放床位年报告医疗安全（不良）事件≥15件。 5.全院员工对医疗安全（不良）事件报告制度的知晓率100%。
	【A】符合"B"，并 1.建立院内网络医疗安全（不良）事件直报系统及数据库。 2.每百张实际开放床位年报告医疗安全（不良）事件≥20件。 3.持续改进安全（不良）事件报告系统的敏感性，有效降低漏报率。
3.8.2有激励措施，鼓励不良事件呈报。	
3.8.2.1 有激励措施鼓励医务人员参加"医疗安全（不良）事件报告系统"网上自愿报告活动。	【C】 1.建立有医务人员主动报告的激励机制。 2.对不良事件呈报实行非惩罚制度。 3.严格执行《医疗质量安全事件报告暂行规定》的规定。
	【B】符合"C"，并 1.激励措施有效执行。 2.使用卫计委"医疗安全（不良）事件报告系统"报告。
	【A】符合"B"，并 医院医疗安全（不良）事件直报系统与卫生部"医疗安全（不良）事件报告系统"建立网络对接。

评审标准	评审要点
3.8.3将安全信息与医院实际情况相结合，从医院管理体系、运行机制与规章制度上进行有针对性的持续改进，对重大不安全事件要有根本原因分析。	
3.8.3.1 定期分析医疗安全信息，利用信息资源改进医疗安全管理。	【C】 1.定期分析安全信息。 2.对重大不安全事件进行根本原因分析。
	【B】符合"C"，并 1.利用信息资源加强管理，实施具体有效的改进措施。 2.对改进措施的执行情况进行评估。
	【A】符合"B"，并 应用安全信息分析和改进结果，持续完善和优化医院的患者安全管理方案或制度规范。

九、患者参与医疗安全

评审标准	评审要点
3.9.1针对患者疾病诊疗，为患者及其近亲属提供相关的健康知识教育，协助患者对诊疗方案做出正确理解与选择。	
3.9.1.1 针对患者疾病诊疗，为患者及其近亲属提供相关的健康知识教育，协助患者对诊疗方案做出正确理解与选择。	【C】 1.有医务人员履行患者参与医疗安全活动责任和义务的相关规定。 2.针对患者病情，向患者及其近亲属提供相应的健康教育，提出供选择的诊疗方案。 3.宣传并鼓励患者参与医疗安全活动，如在就诊时提供真实病情和有关信息对保障诊疗服务质量与安全的重要性。
	【B】符合"C"，并 患者及近亲属了解针对病情的可选择诊疗方案。
	【A】符合"B"，并 职能部门对患者参加医疗安全活动有监管，有持续改进。
3.9.2主动邀请患者参与医疗安全活动，如身份识别、药物使用等。	

评审标准	评审要点
3.9.2.1 主动邀请患者参与医疗安全活动。	【C】 1.邀请患者主动参与医疗安全管理，尤其是患者在接受肺灌洗等有创诊疗前、或使用药物治疗前、或输液输血前，有具体措施与流程。 2.鼓励患者向药学人员提出安全用药咨询。
	【B】符合"C"，并 职能部门对患者参加医疗安全活动有定期的检查、总结、反馈，并提出整改措施。
	【A】符合"B"，并 患者主动参与医疗安全活动，持续改进医疗安全管理。

第四章　医疗质量安全管理与持续改进

一、质量与安全管理组织

评审标准	评审要点
4.1.1有医院、科室的质量管理责任体系，院长为医院质量管理第一责任人，负责制定医院质量与患者安全管理方案，定期专题研究医院质量和安全管理工作，科主任全面负责科室质量管理工作，履行科室质量管理第一责任人的管理职责。	
4.1.1.1 有健全的质量管理体系，院长是第一责任人。	【C】 1.医院质量管理组织主要包括：医疗质量与安全管理委员会、各质量相关委员会、质量管理部门、各职能部门、科室质量与安全管理小组等。 2.有医院质量管理组织架构图，能清楚反映医院质量管理组织结构，体现院长是第一责任人。 3.各质量与安全管理组织有明确的质量管理职责。 4.院领导、各部门负责人应致力于质量与安全管理和持续改进。
	【B】符合"C"，并 1.各质量管理组织定期专题研究质量与安全工作，有记录。 2.院领导、各部门负责人在质量与安全管理及持续改进措施的执行过程中起到领导作用。
	【A】符合"B"，并 1.依据医院规模，设置独立的质量与安全管理部门，配置充足人力。 2.医院质量管理组织架构及职能分工体现决策、控制与执行三个层次。

评审标准	评审要点
4.1.1.2 职能部门履行指导、检查、考核、评价和监督职能。	**【C】** 1.各职能部门履行本领域质量与安全管理职责。 2.根据医院总体目标，制定并实施相应的质量与安全管理工作计划与考核方案。 3.对重点部门、关键环节和薄弱环节进行定期检查与评估。 4.定期分析医疗质量评价工作的结果。 5.有履行指导、检查、考核的工作记录。
	【B】符合"C"，并 1.有专门的质量管理部门，配置充足人力，对全院质量与安全管理工作履行审核、评价、监督职能。 2.有多部门质量管理协调机制。 3.运用质量与安全指标、风险数据、重大质量缺陷等资料对质量与安全工作实施监控，有相应措施。
	【A】符合"B"，并 医院质量与安全管理工作有持续改进，成效明显。
4.1.1.3 科主任是科室质量与安全管理第一责任人，负责组织落实质量与安全管理及持续改进相关任务。	**【C】** 1.有科室质量与安全管理小组，科主任为第一责任人。 2.有科室质量与安全管理工作计划并实施。 3.有科室质量与安全工作制度并落实。 4.有科室质量与安全管理的各项工作记录。
	【B】符合"C"，并 1.对科室质量与安全进行定期检查，并召开会议，提出改进措施。 2.对本科室质量与安全指标进行资料收集和分析。 3.能够运用质量管理方法与工具进行持续质量改进。
	【A】符合"B"，并 科室质量与安全水平持续改进，成效明显。

4.1.2有医院质量管理委员会组织体系，包括医院质量与安全管理委员会、医疗质量与安全管理委员会、护理质量管理委员会、药事管理与药物治疗学委员会、医院感染管理委员会、病案管理委员会、伦理委员会等。定期研究医疗质量管理等相关问题，记录质量管理活动过程，为院长决策提供支持。

评审标准	评审要点
4.1.2.1 有医院质量与安全管理委员会及各质量相关委员会，人员构成合理，职责明确。	【C】 1.院长作为医院质量与安全管理第一责任人，统一领导和协调各相关委员会工作。 2.各相关委员会包括：医疗质量与安全管理委员会、伦理委员会、药事管理与药物治疗学委员会、医院感染管理委员会、病案管理委员会、护理质量管理委员会等。 3.各委员会有明确的职责与人员组成。
	【B】符合"C"，并 1.有由院长担任主任委员的医院质量与安全管理委员会，统一领导和协调各相关委员会工作。 2.各委员会人员构成合理，能履行职责，确保发挥委员会功能。
	【A】符合"B"，并 在医院质量与安全管理委员会统领下，各相关委员会运行良好，在质量与安全管理及持续改进中发挥作用。
4.1.2.2 医院质量与安全管理委员会及各质量相关委员会能在质量与安全管理中发挥作用。	【C】 1.各委员会定期召开相关质量与安全会议，每年不少于2次，有记录。 2.各相关委员会定期向医院质量与安全管理委员会做工作汇报，为医院制定年度质量与安全管理目标及计划，提供决策支持。
	【B】符合"C"，并 依据医院总体质量与安全管理目标，研讨本领域内质量相关问题，提出改进方案，推动与督导全院或相关领域的质量与安全工作。
	【A】符合"B"，并 各委员会分工协作，共同推进医院质量与安全管理及持续改进，效果明显。

二、医疗质量管理与持续改进

评审标准	评审要点
4.2.1有医疗质量管理和持续改进方案，并组织实施。	
4.2.1.1 有医疗质量管理和持续改进实施方案及相配套制度、考核标准、考核办法、质量指标、持续改进措施。	【C】 1.有医疗质量管理和持续改进实施方案及相配套制度、考核标准、考核办法、质量指标。 2.有医疗质量管理考核体系和管理流程。
	【B】符合"C"，并 1.落实医疗质量考核，有记录。 2.对方案执行、制度落实、考核结果等内容有分析、总结、反馈及改进措施。
	【A】符合"B"，并 持续改进，并有成效。
4.2.1.2 有医疗质量关键环节、重点部门管理标准与措施。	【C】 1.有医疗质量关键环节（如危急重患者管理、药物管理、有创诊疗操作等）管理标准与措施。 2.各相关科室与岗位的医护人员知晓，并能遵循。
	【B】符合"C"，并 1.相关人员知晓本岗位的相关质量管理标准及措施，并落实。 2.职能部门履行监管职责，对各项管理标准与措施的落实情况有定期检查、分析、反馈以及改进措施。
	【A】符合"B"，并 持续改进，并有成效。
4.2.2建立与执行医疗质量管理制度、诊疗指南及操作规范。	
4.2.2.1 根据法律法规、规章规范以及相关标准，结合本院实际，制定完善的覆盖医疗全过程的质量	【C】 1.医院制度符合法律法规、规章规范及相关标准，且符合本院实际。 2.有完善的质量管理制度和规章制度，并有明确的核心制度。
	【B】符合"C"，并 1.能够覆盖本院医疗全过程。 2.对制度管理规范，有制定、审核、批准、发布、作废等统一流程。

评审标准	评审要点
管理规章制度，并及时更新，切实保证医疗质量。	【A】符合"B"，并 对制度能够定期修定和及时更新。
4.2.2.2 执行医疗质量管理制度，重点是核心制度。	【C】 1.落实各项医疗质量管理制度，重点是核心制度。 2.医院及科室有培训计划，医务人员掌握并遵循本岗位的相关制度。 3.有职能部门监管。
	【B】符合"C"，并 院科两级对制度的执行情况有督导、检查与整改措施。
	【A】符合"B"，并 持续改进，并有成效。
4.2.2.3 有临床技术操作规范和职业病诊疗指南。	【C】 1.有各专业临床技术操作规范和职业病诊疗指南。 2.对医务人员进行培训，使医务人员掌握并严格遵循本专业岗位的相关规范和指南开展医疗工作。
	【B】符合"C"，并 对规范、指南的执行情况有督导、检查与整改措施。
	【A】符合"B"，并 根据医学发展和本院实际，对规范和指南及时进行补充完善。
4.2.3坚持"严格要求、严密组织、严谨态度"，强化"基础理论、基本知识、基本技能"培训与考核。	
4.2.3.1 坚持"严格要求、严密组织、严谨态度"，强化"基础理论、基本知识、基本技能"的培训与考核。	【C】 1.有各专业、各岗位"三基"培训及考核制度。 2.有根据不同层次及专业的卫生技术人员的"三基"培训内容、要求、重点和培训计划。 3.有与培训相适宜的技能培训设施、设备及经费保障。 4.有指定部门或专职人员负责实施。
	【B】符合"C"，并 落实培训及考核计划，在岗人员参加"三基"培训覆盖率达到100%。

评审标准	评审要点
	【A】符合"B"，并 在岗人员参加"三基"考核的合格率达到100%。
4.2.4建立医疗风险防范机制确保患者安全，按规定报告医疗安全（不良）事件与隐患缺陷，不隐瞒和漏报。	
4.2.4.1 有医疗风险管理方案。	【C】 1.有医疗风险管理方案，包括医疗风险识别、评估、分析、处理和监控等内容。 2.针对主要风险制定相应的制度、流程、预案或规范，严格落实，防范不良事件发生。 3.根据情况医院对员工做医疗风险事件的预警通告。
	【B】符合"C"，并 对医疗风险的防范流程执行情况有检查、反馈、改进措施。
	【A】符合"B"，并 1.建立跨部门的协调与讨论机制。 2.有信息化的医疗风险监控与预警系统。
4.2.4.2 落实患者安全目标。	【C】 1.医院及科室将实施"患者安全目标"作为推动患者安全管理的基本任务。 2.为实施"患者安全目标"提供所需的人力与物力资源。 3.组织与"患者安全目标"相关制度的员工培训与考核，员工对患者安全目标的知晓率≥90%。
	【B】符合"C"，并 职能部门对患者安全目标落实情况进行检查、分析、反馈，有改进措施。
	【A】符合"B"，并 1.患者安全目标在医院日常运行的工作流程中得到完全落实。 2.员工对本科相关患者安全目标的知晓率≥95%。

评审标准	评审要点
4.2.4.3 开展防范医疗风险，确保患者安全的相关知识、技能的教育与培训。	【C】 1.有防范医疗风险的相关教育与培训，其中包括患者安全典型案例的分析。 2.有针对共性及各科室专业特点制定相关教育与培训的课程内容。 3.有针对医疗风险防范的工作制度、流程、规范、预案等进行培训的计划并实施。
	【B】符合"C"，并 对重点科室、重点岗位、重点人群的培训率大于80%。
	【A】符合"B"，并 对培训效果进行追踪与评价，并持续改进。

4.2.5 医院职能部门、各临床与医技科室的质量管理人员能够应用全面质量管理的原理，通过适宜的质量管理改进方法及质量管理技术工具持续开展质量改进活动，并做好质量改进效果评价。

4.2.5.1 医院与职能部门领导接受全面质量管理培训与教育，至少掌握1～2项质量管理改进方法及质量管理常用技术工具，改进质量管理工作。	【C】 1.医院领导与职能部门管理人员接受全面质量管理教育与培训。 2.医院领导与职能部门管理人员掌握一种及以上管理常用技术工具。
	【B】符合"C"，并 医院领导与职能部门能将管理工具运用于日常质量管理活动，有案例说明。
	【A】符合"B"，并 对落实情况进行追踪与评价，医院管理工作有持续改进。
4.2.5.2 科室质量与安全管理小组成员具有相关质量管理技能，开展质量管理工作。	【C】 科室质量管理小组人员接受质量管理培训，具有相关质量管理技能。
	【B】符合"C"，并 应用质量管理技能开展质量管理与改进活动，有案例说明。
	【A】符合"B"，并 科室管理工作有持续改进。

评审标准	评审要点
	4.2.6 定期进行全员医疗质量和安全教育，牢固树立医疗质量和安全意识，提高全员医疗质量管理与改进的参与能力。
4.2.6.1 有全员质量与安全教育和培训。	**【C】** 1.根据年度质量与安全管理目标，制定教育培训计划。 2.开展院、科两级的质量与安全教育和培训，有记录。
	【B】 符合"C"，并 定期开展形式多样的全员质量与安全教育和培训。
	【A】 符合"B"，并 培训效果明显。经过培训，全员牢固树立质量和安全意识，管理人员能运用PDCA方法持续改进质量管理工作，员工能够主动参与。
	4.2.7 建立医疗质量控制、安全管理信息数据库，为制定质量管理持续改进的目标与评价改进的效果提供依据。
4.2.7.1 建立医疗质量控制、安全管理信息数据库，为制定质量管理持续改进的目标与评价改进的效果提供依据。	**【C】** 1.有医疗质量控制、安全管理信息数据库，为质量管理提供依据。 2.有指定的部门负责收集和处理相关信息，信息数据集中归口管理，方便管理人员调阅使用。
	【B】 符合"C"，并 1.数据库除一般常规数据外，还应包括下列有关数据：合理使用抗生素、医院感染、病历质量、急危重症管理、医疗护理缺陷与纠纷、患者满意度等。 2.职能部门能够运用数据库开展质量管理活动。
	【A】 符合"B"，并 数据库能满足医学统计与质量管理需要，能自动根据质量管理相关指标要求生成质量统计数据。

三、医疗技术管理

评审标准	评审要点
4.3.1 医院提供与功能和任务相适应的医疗技术服务，符合法律、法规、部门规章和行业规范的要求，符合医院诊疗科目范围，符合医学伦理原则，技术应用安全、有效。	
4.3.1.1 依据法律法规开展医疗技术服务，与功能任务相适应。	【C】 1.医疗技术服务项目符合医院执业许可证中诊疗科目范围要求，与功能任务相适应。 2.有指定部门负责医疗技术管理工作,有统一的审批、管理流程。
	【B】符合"C"，并 1.管理人员和医务人员知晓医疗技术管理要求。 2.职能部门履行监管职责。
	【A】符合"B"，并 有完整的管理资料，无违法违规开展医疗技术服务的记录。
4.3.1.2 医学伦理委员会承担医疗技术伦理审核工作。	【C】 1.医学伦理管理委员会承担医疗技术伦理审核工作，重点是对三类医疗技术以及新技术、新项目的审核。 2.有医学伦理审核的回避程序。
	【B】符合"C"，并 1.伦理委员会讨论的结论载入相关的病历。 2.职能部门和伦理委员会对医疗技术的实施履行全程监管。
	【A】符合"B"，并 医院开展的医疗技术经过伦理委员会讨论通过，无违规擅自开展医疗技术的案例。
4.3.2 医疗技术管理符合《医疗技术临床应用管理办法》规定，分级分类管理、监督评价和档案管理制度，临床应用新技术按规定报批。	
	【C】 1.有医疗技术管理制度。 2.落实一、二、三类医疗技术管理,实行分级分类管理,重点是二、三类技术和高风险技术。 3.一类技术经过医院审核批准，二、三类技术须经医院审核后报送相应的技术审核机构审核和相关部门批准。

评审标准	评审要点
4.3.2.1 建立医疗技术管理制度，实行医疗技术分级分类管理，不应用未经批准或已经废止和淘汰的技术。	4.每年向批准该项医疗技术的卫生行政部门提交二、三类医疗技术临床应用情况报告。 【B】符合"C"，并 1.有医院医疗技术分类目录，包括高风险诊疗技术目录。 2.有医疗技术临床应用追踪管理，重点是高风险技术项目。 3.有完整的医疗技术管理档案资料。 【A】符合"B"，并 职能部门有监管，根据监管结果的评价，对医疗技术分级、准入、中止有动态管理，保障医疗安全。
4.3.3 有医疗技术风险预警机制和医疗技术损害处置预案，并组织实施。对新开展医疗技术的安全、质量、疗效、经济性等情况进行全程追踪管理和评价，及时发现并降低医疗技术风险。	
4.3.3.1 有医疗技术风险预警机制和医疗技术损害处置预案，并组织实施。	【C】 1.有医疗技术风险处置与损害处置预案。 2.有可能影响到医疗质量和安全的条件（如技术力量、设备和设施）变异时，有中止实施诊疗技术的相关规定。 【B】符合"C"，并 1.管理人员和医务人员知晓相关预案和处置流程。 2.职能部门履行监管职责。 【A】符合"B"，并 有医疗技术风险预警机制。
4.3.3.2 有新技术准入与风险管理。	【C】 1.有新技术、新项目准入管理制度，包括立项、论证、审批等管理程序。 2.申请诊疗新技术准入，应有保障患者安全措施和风险处置的预案。 【B】符合"C"，并 1.对新技术、新项目的安全、质量、疗效、经济性进行全程追踪管理与随访评价。 2.职能部门有完整的新技术档案资料，包括项目阶段总结与监管资料。

评审标准	评审要点
	【A】符合"B"，并 职能部门有监管、评价体系。实施动态管理，确定新技术中止或转入常规技术。
4.3.4开展职业病科研项目符合法律、法规和医学伦理原则，按规定审批。在科研过程中实行全程质量管理，充分尊重患者的知情权和选择权，签署知情同意书，保护患者安全。	
4.3.4.1 在临床职业病科研项目中使用医疗技术的管理制度与审批程序，充分尊重患者的知情权和选择权。	【C】 1.有临床职业病科研项目中使用医疗技术的相关管理制度与审批程序。 2.临床科研项目中使用医疗技术应有充分的可行性与安全性论证、保障患者安全的措施和风险处置预案。 3.临床科研项目中使用的医疗技术应由医学伦理委员会审批。 4.充分尊重患者的知情权和选择权，签署知情同意书。
	【B】符合"C"，并 1.医疗技术职能部门监管职责明确，履行监管职能。 2.相关人员知晓本部门、本岗位开展临床科研项目的管理制度与审批程序的管理要求。
	【A】符合"B"，并 有全程追踪、阶段总结和结题的效果评价，用以改进管理工作，有完整的档案资料。
4.3.5不应用未经批准或已经废止和淘汰的技术。	
4.3.5.1 不应用未经批准或已经废止和淘汰的技术。	【C】 1.在现行全部临床诊疗服务项目中无卫生行政部门已经废止和淘汰的技术。 2.职能部门有评审前三年新开展的诊疗服务项目清单，并有卫生行政部门批准文件并存档。 3.职能部门监管职责明确，履行监管职能。
	【B】符合"C"，并 相关人员知晓本部门、本岗位近三年中新开展的诊疗服务项目是否获得卫生行政部门批准。

评审标准	评审要点
	【A】符合"B"，并 职能部门对监管中发现问题的整改情况有全程追踪，有完整的档案资料。无应用未经批准或已经废止和淘汰的技术的案例。
4.3.6对实施高风险技术操作的卫生技术人员实行"准入及授权"制，定期进行技术能力与质量绩效的评价。	
4.3.6.1 实行高风险技术操作的卫生技术人员授权制度。（★）	【C】 1.有对实施腔镜诊疗等高风险技术操作的卫生技术人员实行授权的管理制度与审批程序。 2.有需要授权许可的高风险诊疗技术项目的目录。
	【B】符合"C"，并 1.职能部门履行监管职责，根据监管情况，定期更新授权项目。 2.相关人员能知晓本部门、本岗位的管理要求。
	【A】符合"B"，并 有医疗技术项目操作人员的技能及资质数据库，定期更新。
4.3.6.2 建立相应的资格许可授权程序及考评标准，对资格许可授权实施动态管理。	【C】 1.有诊疗技术资格许可授权考评组织。 2.有资格许可授权诊疗项目的考评与复评标准。 3.申请资格许可授权，应通过考评认定，根据分级管理原则，经过职能部门审核批准。 4.有复评和取消、降低操作权利的相关规定。
	【B】符合"C"，并 职能部门履行监管职责，根据监管情况，对授权情况实施动态管理，有管理档案。
	【A】符合"B"，并 医疗技术分级分类管理执行良好。

四、临床路径与单病种质量管理与持续改进

评审标准	评审要点
4.4.1 医院将开展临床路径与单病种质量管理工作作为规范临床诊疗行为的重要内容之一；有开展工作所必要的组织体系与明确的职责分工，建立部门协调机制。	
4.4.1.1 有临床路径工作组织体系，将开展"临床路径与单病种质量管理"工作作为规范临床诊疗行为的重要内容之一，有协调机制。	【C】 1.有临床路径管理委员会和临床路径指导评价小组及科室临床路径实施小组，并履行相应的职责。 2.有临床路径开发与实施的规划和相关制度，并组织落实。 3.将临床路径与单病种质量管理工作作为规范临床诊疗行为、加强质量管理的重要内容。 4.有指定的部门负责上述工作。
	【B】符合"C"，并 医疗、护理、医技、药学等相关科室的职责、分工明确，有多部门间和科室间的协调机制。
	【A】符合"B"，并 临床路径开展工作覆盖率达到相关要求。
4.4.2 根据本院医疗资源情况，以职业病常见病、多发病为重点，参照原卫生部发布的临床路径与单病种质量管理文件、遵照循证医学原则，制定本院执行文件，实施教育培训。	
4.4.2.1 遵照循证医学原则，结合本院实际，制定本院执行文件，实施教育培训。	【C】 1.有临床路径、单病种质量管理实施科室和实施病种目录，有临床路径文本和单病种质量管理标准。 2.有对临床患者履行知情同意的相关制度与程序。 3.对相关的科室人员实施"临床路径与单病种质量管理"的教育、培训与考核，包括患者的知情同意。 4.相关人员知晓本岗位相关临床路径工作的流程。
	【B】符合"C"，并 1.根据本院现有医疗资源，遵照循证医学原则，收集、分析本院常见病、多发病的诊疗信息，筛选并确定开展临床路径的科室和病种。 2.开展临床路径与单病种管理的科室和病种符合相关要求。
	【A】符合"B"，并 根据实施效果评价，及时调整病种、修订文本、优化路径。

评审标准	评审要点
4.4.3 医院有以单病种首席专家为首的专家组，对相关临床与医技的人员进行指导，实施教育与培训。	
4.4.3.1 医院由单病种质量管理（含医疗、护理、药学、影像诊断等专业）专家组对相关临床与医技的人员进行指导，实施教育与培训。	【C】 1.医院有单病种质量管理（含医疗、护理、药学、影像诊断等专业）专家组。 2.对相关的临床医护人员实施"临床路径与单病种质量管理"的教育、培训与考核，包括患者的知情同意。 3.对药剂科人员实施"临床路径与单病种质量管理"教育、培训与考核，包括明确服务职责及药品供给及时性。 4.对相关的医技科室人员实施"临床路径与单病种质量管理"的教育、培训与考核，包括明确服务职责及结果报告时效性。
	【B】符合"C"，并 培训部门有适用的相关教材及教员队伍。
	【A】符合"B"，并 培训部门能根据职能部门在监管中提出的问题开展再培训。
4.4.4 在医院信息系统中建立实时监测平台，监控临床路径应用与变异情况。	
4.4.4.1 建立临床路径与单病种质量管理信息平台，定期召开联席会议，总结分析并不断改进临床路径与单病种质量管理。	【C】 1.有临床路径与单病种质量管理信息平台。 2.对临床路径与单病种质量管理实时监测。
	【B】符合"C"，并 1.临床、医技科室、药学负责人及职能部门及时收集、记录实施中存在的问题与缺陷。 2.通过医疗、护理、质控等部门的联席会议对存在的问题与缺陷进行总结分析，提出改进措施。
	【A】符合"B"，并 对实施过程和效果进行评价分析，改进临床路径与单病种质量管理。
4.4.5 建立临床路径统计工作制度，定期对进入临床路径的患者进行平均住院日、住院费用、药品费用、并发症与合并症等指标的统计分析。	

评审标准	评审要点
4.4.5.1 对执行"临床路径"的病例，将平均住院日、诊疗效果、30 日 内再住院率、并发症与合并症等指标列入监测范围。	【C】 1.有对"临床路径与单病种质量管理"的病例进行监测的相关规定与程序，至少满足本标准第七章有关监测指标要求。 2.对执行"临床路径"的病例，有将平均住院日、诊疗效果、30日内再住院率、并发症与合并症等指标列入监测范围的规定与程序。
	【B】符合"C"，并 每季度对监测信息进行汇总与分析。提出持续改进措施。
	【A】符合"B"，并 1.对符合进入临床路径标准的患者达到入组率不低于50%，入组完成率不低于70%。 2.持续改进，并有成效。
4.4.6 医院定期对执行临床路径管理的相关医务人员和患者进行满意度调查。总结分析影响病种实施临床路径的因素，不断完善和改进路径标准。	
4.4.6.1 对执行临床路径管理的相关医务人员和患者进行满意度调查，总结分析影响病种实施临床路径的因素，不断完善和改进路径标准。	【C】 1.对执行临床路径管理的相关医务人员和患者进行满意度调查。 2.对实施"临床路径与单病种质量管理"的病种进行疗效、费用及成本的卫生经济学分析评估。 3.对实施病种"临床路径与单病种质量管理"的依从性进行监控。
	【B】符合"C"，并 1.每季度对相关信息进行汇总与分析。提出持续改进措施。
	【A】符合"B"，并 持续改进，并有成效。
4.4.7 制定相关的制度与程序，保障相关文件规定上报的单病种质量指标信息，做到正确、可靠、及时。	
4.4.7.1 有单病种质量指标信息的台账。	【C】 有单病种质量指标信息的台账。
	【B】符合"C"，并 信息准确、可追溯，相关措施落实到位。
	【A】符合"B"，并 单病种指标信息能从医院信息系统中自动提取。

评审标准	评审要点
4.4.7.2 专人负责上报单病种质量信息。	【C】 1. 专人负责单病种质量信息上报与审核工作制度。 2. 由本专业副主任医师或专职质量控制人员负责信息的最后确认，信息可溯源。 3. 上报病例与实际相符，无漏报与不报，尤其是死亡病例。
	【B】符合"C"，并 1. 职能部门对符合质控所列范围要求的住院病例履行监管责任。 2. 住院总医师或主治医师对符合入选要求的住院病例开展质量控制管理活动。
	【A】符合"B"，并 上报信息正确、可靠、及时。

五、尘肺诊疗管理与持续改进

评审标准	评定要点
4.5.1 由有法定资质的医师和护士按照制度、程序与病情评估结果为患者提供规范的同质化服务。医院有药物治疗、肺灌洗治疗、物理治疗等临床诊疗规范。	
4.5.1.1 人员配置合理，有药物治疗、肺灌洗治疗、物理治疗等临床诊疗规范。	【C】 1. 所有医师均应具有医师资格证书、医师执业证书，具有与其职称相称的专业技术资格，各级医师结构合理。 2. 具有尘肺病人住院治疗管理制度与流程。 3. 具有临床诊疗规范。 4. 各级各类人员有明确的岗位职责与技能要求。
	【B】符合"C"，并 1. 科室质控人员有对各级医师诊疗规范执行力的评价记录。 2. 职能部门监管科室诊疗规范执行力并有评价记录。
	【A】符合"B"，并 职能部门对问题与缺陷改进成效有评价。
4.5.2 住院收治的病人，其治疗前需经科（病区）查房对其病情进行评估（包括分期、预后分析等），由副高及以上职称的医师确定治疗方案。	

评审标准	评定要点
4.5.2.1 住院收治的病人，治疗前需经科（病区）查房对其病情进行评估（包括分期、预后分析等），由高级技术职称的医师确定治疗方案。（★）	【C】 1.具有尘肺病的诊疗规范，知晓率达100%。 2.住院诊疗活动是在科主任领导下完成，实行分级管理。 3.对患者进行病情评估，治疗方案由高级技术职称医师确认。 4.治疗方案实施前由主管医师完成对患者及其亲属的知情告知。 5.对医务人员进行相关培训、教育。
	【B】符合"C"，并 1.科室质控人员对各级医师的执行情况有评价记录。 2.职能部门对科室有监管，有评价，有记录。
	【A】符合"B"，并 职能部门对问题与缺陷的改进成效有评价。
4.5.2.2 根据病情选择适宜的临床检查。	【C】 1.严格遵循临床检验、影像学检查、腔镜检查、各种功能检查、电生理、病理等各种检查项目的适应证，并明确排除禁忌症。 2.进行有创检查前，向患者充分说明，征得患者同意并签字认可。 3.依据检查、诊断结果对诊疗计划及时进行变更与调整。对重要的检查、诊断为阳性与阴性结果的分析与评价意见应记录在病程记录中。
	【B】符合"C"，并 有大型设备检查阳性率的定期分析和评价。
	【A】符合"B"，并 临床检查适宜性有定期分析和评价，有持续改进。
4.5.3 为出院患者提供较详细的出院医嘱和职业病康复指导意见。对患者进行跟踪随访，病程进展等信息均应详细记录于相关医疗文件中。	
4.5.3.1 为出院患者提供较详细的出院医嘱和职业病康复指导意见。对患者进行跟踪随访，	【C】 1.为出院患者提供较详细的出院医嘱和职业病康复指导意见。 2.有随访制度，按病种开展随访工作，随访率占出院病人比例≥30%。

评审标准	评定要点
病程进展等信息均应详细记录于相关医疗文书中。	【B】符合"C",并 1.对患者进行跟踪随访,病程进展等信息均应详细记录于相关医疗文件中。 2.科室质控人员对各级医师的执行情况有评价记录,可作为医师能力评价之一。 3.职能部门对科室有监管、评价、记录。
	【A】符合"B",并 职能部门对实施中出现的问题与缺陷的改进成效,有评价。
4.5.4科主任、护士长与临床药师组成质量与安全管理团队,能定期分析影响住院诊疗(检查、药物治疗等)计划/方案执行的因素,对住院时间超过40天的患者,进行管理与评价,优化医疗服务系统与流程。	
4.5.4.1 由具备资质的质量控制人员组成团队或小组,并有开展工作的记录。	【C】 1.由科主任、护士长与临床药师组成的质量控制小组负责质量和安全管理,并有工作记录。 2.科室能定期(至少每季)分析影响住院诊疗(检查、药物治疗等)计划/方案执行的因素。 3.对上岗的医师与护士有教育与培训的记录。 4.相关人员均知晓本部门各项制度及要求。
	【B】符合"C",并 1.至少每月一次科综合查房及病例讨论。 2.对各项规章、制度、规范等管理文件有定期研讨修订及培训的记录。
	【A】符合"B",并 职能部门对问题与缺陷的改进成效,有评价。
4.5.4.2 有质量与安全管理制度、岗位职责、诊疗规范与质量安全指标。	【C】 1.有保证诊疗服务质量的相关制度、工作人员岗位职责,并落实。 2.有诊疗规范/指南。 3.相关人员知晓本部门、本岗位的履职要求。
	【B】符合"C",并 1.科室质控人员对各级医师的执行力有评价记录,可为医师能力评价之一。 2.职能部门对科室有监管、有评价、有记录。

评审标准	评定要点
	【A】符合"B"，并 质量与安全管理制度执行良好，定期更新制度，质量安全指标不断提高。
4.5.4.3 对诊疗质量进行全程监控管理；定期评价诊疗质量，有落实持续改进措施的记录。	【C】 1.医院对诊疗有明确的质量与安全指标。 2.科室/病区质量工作小组有定期开展全面质量管理活动的记录。 3.相关人员知晓本科室的质量与安全指标要求。
	【B】符合"C"，并 1.对住院时间超过40天的患者，进行管理与评价，提出科内优化医疗服务流程的措施。 2.科室能定期统计与分析质量与安全指标，对存在的问题与缺陷提出改进意见。
	【A】符合"B"，并 职能部门对住院时间超过40天的患者进行管理与评价，提出优化各个医疗服务流程的措施，其工作有成效，有评价。

4.5.5 用制度与程序管理院内会诊，明确院内会诊任务，对重症与疑难患者实施多学科联合会诊活动，提高会诊质量和效率。

评审标准	评定要点
4.5.5.1 有院内会诊管理制度与流程。	【C】 1.有院内会诊管理相关制度与流程，包括会诊医师资质与责任、会诊时限、会诊记录书写要求，并落实。 2.对重症与疑难患者实施多学科联合会诊。
	【B】符合"C"，并 1.有会诊制度落实情况的追踪和评价，保证会诊质量。 2.主管职能部门履行监管职责。对会诊相关科室间沟通、会诊及时性和有效性定期评价，对问题与缺陷进行反馈，并提出整改建议。
	【A】符合"B"，并 持续改进有效果，保证患者诊治的连续性和质量。

六、职业中毒的质量管理与持续改进

评审标准	评定要点
4.6.1 中毒救治专业队伍稳定，人员相对固定，设备设施完备，布局合理，设置中毒抢救室，满足中毒急救工作需要，符合医院感染控制要求。	
4.6.1.1 中毒救治专业队伍稳定，人员相对固定。	【C】 1.所有医师均应具有医师资格证书、医师执业证书，具有与其职称相称的专业技术资格，各级医师结构合理。 2.中毒救治负责人由副主任医师以上人员担任，护士长由主管护师担任。 3.承担中毒急救工作的固定人员由具有三年以上临床经验的医师、护士担任。
	【B】符合"C"，并 1.科室质控人员对各级医师的岗位职责及各项规章制度执行力有评价记录。 2.职能部门有监管、有评价、有记录。
	【A】符合"B"，并 职能部门对问题与缺陷的改进成效有评价。
4.6.1.2 设备设施完备，布局合理，设置中毒抢救室，满足中毒急救工作需要，符合医院感染控制要求。	【C】 1.设置中毒抢救室、监护室、观察室，各室标志醒目；观察床设置不少于核定床位的3%。 2.呼吸机、血液灌流机、洗胃机等仪器设备完备，布局合理。 3.各类抢救药品和器材,要储备齐全,处于应急状态,定人、定位、定量、定期检查，及时补充、消毒。 4.参与救治人员必须熟悉各种器材、仪器性能及使用方法。
	【B】符合"C"，并 1.设备配备满足本院危重病救治的需求。 2.设备处于备用状态，有维护监测记录，并有明确标志。 3.对医护人员使用各种抢救设备有培训和考核。
	【A】符合"B"，并 职能部门对制度执行有监管，并持续改进。

评审标准	评定要点
4.6.1.3 中毒急救医务人员经过专业培训，能够胜任急诊工作，急诊抢救工作由主治医师以上（含主治医师）主持或指导，不断提高急危重症患者抢救成功率。	【C】 1.承担中毒急救工作的医务人员必须经过急救专业知识培训。 2.急诊抢救工作由主治医师以上（含主治医师）主持或指导。 3.医务人员熟练掌握各种设备的操作：心肺复苏（包括徒手心肺复苏）、洗胃、心脏除颤起搏、呼吸机应用、气管插管等。 【B】符合"C"，并 1.急诊抢救成功率≥80%。 2.职能部门加强对中毒急救质量的全程监控与管理。 【A】符合"B"，并 科间紧密协作，建立与医院功能任务相适应的重点病种（各种急性中毒）急救服务流程与规范。
4.6.2 住院收治的病人，治疗前需经科（病区）查房对其病情进行评估（包括分期、预后分析等），由副高及以上职称的医师确定治疗方案。	
4.6.2.1 住院收治的病人，治疗前需经科（病区）查房对其病情进行评估（包括分期、预后分析等），由高级技术职称的医师确定治疗方案。（★）	【C】 1.具有职业性中毒疾病的诊疗规范（包括金属中毒、类金属中毒、有机溶剂中毒、农药中毒）。 2.住院诊疗活动是在科主任领导下完成，实行分级管理。 3.对病情进行评估，治疗方案由高级职称医师确认。 4.治疗方案实施前由主管医师完成患者及其亲属的知情告知。 【B】符合"C"，并 1.科室质控人员对各级医师的执行情况有评价记录。 2.职能部门对科室有监管、有评价、有记录。 【A】符合"B"，并 职能部门对问题与缺陷的改进成效有评价。
4.6.2.2 根据病情选择适宜的临床检查。	【C】 1.严格遵循临床检验、影像学检查、腔镜检查、各种功能检查、电生理、病理等各种检查项目的适应证，并明确排除禁忌症。 2.进行有创检查前，向患者充分说明，征得患者同意并签字认可。 3.依据检查、诊断结果对诊疗计划及时进行变更与调整。对重要的检查、诊断阳性与阴性结果的分析与评价意见应载入在病程记录中。

评审标准	评定要点
	【B】符合"C",并 有对大型设备检查阳性率的定期分析和评价。
	【A】符合"B",并 对临床检查适宜性有定期分析和评价,有持续改进。
4.6.3 为出院患者提供较详细的出院医嘱和职业病康复指导意见。对患者进行跟踪随访,病程进展等信息均应详细记录于相关医疗文件中。	
4.6.3.1 为出院患者提供较详细的出院医嘱和职业病康复指导意见。对患者进行跟踪随访,病程进展等信息均应详细记录于相关医疗文件中。	【C】 1.为出院患者提供较详细的出院医嘱和职业病康复指导意见。 2.有随访制度,按病种开展随访工作,随访率占出院病人比例≥30%。
	【B】符合"C",并 1.对患者进行跟踪随访,病程进展等信息均应详细记录于相关医疗文件中。 2.科室质控人员对各级医师的执行情况有评价记录,可作为医师能力的评价内容之一。 3.职能部门对科室有监管、有评价、有记录。
	【A】符合"B",并 职能部门对实施中问题与缺陷的改进成效有评价。
4.6.4 科主任、护士长、临床药师组成质量与安全管理团队,能定期分析影响住院诊疗(检查、药物治疗等)计划/方案执行的因素,对住院时间超过40天的患者,进行管理与评价,优化医疗服务系统与流程。	
4.6.4.1 由具备资质的质量控制人员组成团队或小组,并有开展工作的记录。	【C】 1.由科主任、护士长与临床医生组成的质量控制小组负责质量和安全管理,并有工作记录。 2.科室能定期(至少每季)分析影响住院诊疗(检查、药物治疗等)计划/方案执行的因素。 3.对上岗的医师、护士有培训与教育的记录。 4.相关人员均知晓本部门各项制度及要求。
	【B】符合"C",并 1.至少每月一次综合查房及病例讨论。 2.对各项规章、制度、规范等管理文件有定期研讨修订及培训的记录。

评审标准	评定要点
	【A】符合"B",并 职能部门对问题与缺陷改进的成效有评价。
4.6.4.2 有质量与安全管理制度、岗位职责、诊疗规范与质量安全指标。	【C】 1.有保证诊疗服务质量的相关制度、工作人员岗位职责,并落实。 2.有诊疗规范/指南。 3.相关人员知晓本部门、本岗位的履职要求。
	【B】符合"C",并 1.科室质控人员对各级医师的执行力有评价记录,作为医师能力评价之一。 2.职能部门对科室有监管、有评价、有记录。
	【A】符合"B",并 质量与安全管理制度执行良好,有定期更新制度,质量安全指标不断提高。
4.6.4.3 对诊疗质量进行全程监控管理,定期评价诊疗质量,有落实持续改进措施的记录。	【C】 1.医院对诊疗有明确的质量与安全指标。 2.科室/病区质量工作小组有定期开展全面质量管理活动的记录。 3.相关人员知晓本科室的质量与安全指标要求。
	【B】符合"C",并 1.对住院时间超过40天的患者进行管理与评价,提出科内优化医疗服务流程的措施。 2.科室能定期统计与分析质量与安全指标,对存在的问题与缺陷提出改进意见。
	【A】符合"B",并 职能部门对住院时间超过40天的患者进行管理与评价,提出优化各个医疗服务流程的措施,对其工作成效有评价。
4.6.5用制度与程序管理院内会诊,明确院内会诊任务,对重症与疑难患者实施多学科联合会诊活动,提高会诊质量和效率。	
4.6.5.1 有院内会诊管理制度与流程。	【C】 1.有院内会诊管理相关制度与流程,包括会诊医师资质与责任、会诊时限、会诊记录书写要求,并落实。 2.对重症与疑难患者实施多学科联合会诊。

评审标准	评定要点
4.6.5.1 有院内会诊管理制度与流程。	【B】符合"C",并 1.有会诊制度落实情况的追踪和评价,保证会诊质量。 2.主管职能部门履行监管职责。对会诊相关科室间沟通、会诊及时性和有效性进行定期评价,对问题与缺陷进行反馈,并提出整改建议。
	【A】符合"B",并 持续改进有效,保证患者诊治连续性和质量。

七、物理因素损伤疾病的质量管理与持续改进

评审标准	评定要点
4.7.1 由有资质的医师和护士按照制度、程序与病情评估结果,为患者提供规范的同质化服务。	
4.7.1.1 布局及人员配置合理,有相关仪器设备操作规程。	【C】 1.所有医师均应具有医师资格证书、医师执业证书,具有与其职称相称的专业技术资格,各级医师结构合理。 2.具有住院物理因素损伤疾病治疗管理制度与流程。 3.有相关仪器设备操作规程。
	【B】符合"C",并 1.科室质控人员对各级医师规范化诊疗有评价记录。 2.职能部门对科室有监管、有评价、有记录。
	【A】符合"B",并 职能部门对问题与缺陷的改进成效有评价。
4.7.2 住院收治的病人,治疗前需经科(病区)查房对其病情进行评估,由高级职称的医师确定治疗方案。	
4.7.2.1 住院收治的病人,其治疗前需经科(病区)查房对病情进行评估,由高	【C】 1.具有物理因素损伤疾病的诊疗规范,知晓率达100%。 2.住院诊疗活动是在科主任领导下完成,实行分级管理。 3.对病情进行评估,治疗方案由高级职称医师确定。 4.治疗方案实施前由主管医师完成患者及其亲属的知情告知。

评审标准	评定要点
级技术职称的医师确定治疗方案，有明确的治疗疗效和毒副作用评价的规范与流程。（★）	【B】符合"C"，并 1.科室质控人员对各级医师规范化诊疗有评价记录。 2.职能部门对科室有监管、评价、记录。
	【A】符合"B"，并 职能部门对问题与缺陷改进的成效有评价。
4.7.2.2 根据病情选择适宜的临床检查。	【C】 1.严格遵循临床检验、影像学检查、腔镜检查、各种功能检查、电生理、病理等各种检查项目的适应证，并明确排除禁忌症。 2.进行有创检查前，向患者充分说明，征得患者同意并签字认可。 3.依据检查、诊断结果对诊疗计划及时进行变更与调整。对重要的检查、诊断阳性与阴性结果的分析与评价意见应记录在病程记录中。
	【B】符合"C"，并 有对大型设备检查阳性率的定期分析和评价。
	【A】符合"B"，并 对临床检查适宜性有定期分析和评价，有持续改进。
4.7.3 为出院患者提供较详细的出院医嘱和职业病康复指导意见。对患者进行跟踪随访，病程进展等信息均应详细记录于相关医疗文件中。	
4.7.3.1 为出院患者提供较详细的出院医嘱和职业病康复指导意见。对患者进行跟踪随访，病程进展等信息均应详细记录于相关医疗文件中。	【C】 1.为出院患者提供较详细的出院医嘱和职业病康复指导意见。 2.有随访制度，按病种开展随访工作，随访率占出院病人比例≥30%。
	【B】符合"C"，并 1.对患者进行跟踪随访，病程进展等信息均应详细记录于相关医疗文件中。 2.科室质控人员对各级医师的执行情况有评价记录，作为医师能力评价内容之一。 3.职能部门对科室有监管、有评价、有记录。
	【A】符合"B"，并 职能部门对实施中问题与缺陷的改进成效有评价。

评审标准	评定要点
4.7.4 科主任、护士长与临床药师组成质量与安全管理团队，能定期分析影响住院诊疗（检查、药物治疗等）计划/方案执行的的因素，对住院时间超过40天的患者，进行管理与评价，优化医疗服务系统与流程。	
4.7.4.1 由具备资质的质量控制人员组成团队或小组，并有开展工作的记录。	【C】 1.由科主任、护士长与临床药师组成的质量控制小组负责质量和安全管理，并有工作记录。 2.科室能定期(至少每季)分析影响住院诊疗(检查、药物治疗等)计划/方案执行的的因素。 3.对上岗的医师与护士有教育与培训的记录。 4.相关人员均知晓本部门各项制度及要求。
	【B】符合"C"，并 1.至少每月一次科综合查房及病例讨论。 2.对各项规章、制度、规范等管理文件有定期研讨修订及培训的记录。
	【A】符合"B"，并 职能部门对问题与缺陷改进成效有评价。
4.7.4.2 有质量与安全管理制度、岗位职责、诊疗规范与质量安全指标。	【C】 1.有保证诊疗服务质量的相关制度、工作人员岗位职责，并落实。 2.有诊疗规范/指南。 3.相关人员知晓本部门、本岗位的履职要求。
	【B】符合"C"，并 1.科室质控人员对各级医师的规范化诊疗有评价记录，作为医师能力评价之一。 2.职能部门对科室有监管、有评价、有记录。
	【A】符合"B"，并 质量与安全管理制度执行良好，有定期更新制度，质量安全指标不断提高。
4.7.4.3 对诊疗质量全程进行监控管理；定期评价	【C】 1.医院对诊疗有明确的质量与安全指标。 2.科室/病区质量工作小组有定期开展全面质量管理活动的记录。 3.相关人员知晓本科室的质量与安全指标要求。

评审标准	评定要点
诊疗质量，有落实持续改进措施的记录。	【B】符合"C"，并 1.对住院时间超过40天的患者，进行管理与评价，提出科内优化医疗服务流程的措施。 2.科室能定期统计与分析质量与安全指标，对存在的问题与缺陷提出改进意见。
	【A】符合"B"，并 职能部门对住院时间超过40天的患者，进行管理与评价，提出优化各个医疗服务流程的措施，对其工作成效有评价。

4.7.5 用制度与程序管理院内会诊，明确院内会诊任务，对重症与疑难患者实施多学科联合会诊活动，提高会诊质量和效率。

4.7.5.1 有院内会诊管理制度与流程。	【C】 1.有院内会诊管理相关制度与流程，包括会诊医师资质与责任、会诊时限、会诊记录书写要求，并落实。 2.对重症与疑难患者实施多学科联合会诊。
	【B】符合"C"，并 1.有会诊制度落实情况的追踪和评价，保证会诊质量。 2.主管职能部门履行监管职责。对会诊相关科室间的沟通、会诊及时性和有效性定期评价，对问题与缺陷进行反馈，并提出整改建议。
	【A】符合"B"，并 持续改进有效果，保证患者诊治的连续性和质量。

八、肺灌洗治疗管理与持续改进

评审标准	评定要点
4.8.1 内窥镜诊治设置布局、设备符合医院感染管理法规的要求。	
4.8.1.1 内窥镜诊治设置布局、设备符合医院感染管理法规的要求。	【C】 1.满足内镜诊疗技术临床工作要求。 2.预约、候诊、检查、治疗、恢复等各项功能区域齐备。 3.各种检查设备消毒符合规定，并有记录。 4.医师需具有本科及以上学历，依法取得医师执业资格，并于所在医院注册。 5.医护人员均需经过专门培训，并取得开展工作的准入。 6.检查室内配有常规的急救药品及器材。 7.内镜室配有清洗消毒室及内镜储藏室或储藏柜。
	【B】符合"C"，并 1.呼吸内镜检查室面积≥20平方米/间，洗消间面积≥12平方米/间。 2.护士与医师比例不低于1∶1。
	【A】符合"B"，并 1.开展呼吸内镜检查治疗工作≥10年。 2.呼吸系统疾病实际开放床位数≥60张。
4.8.1.2 肺灌洗治疗设备获得国家卫生行政管理部门核准。	【C】 1.具备开展肺灌洗治疗的基本设备。 2.肺灌洗治疗设备证件齐全，符合国家相关准入标准。
	【B】符合"C"，并 1.肺灌洗治疗设备使用符合规定。 2.有职能部门监管记录。
	【A】符合"B"，并 职能部门对问题与缺陷的改进成效有评价。
4.8.2 有肺灌洗操作医师、护士资格授权管理的制度与规范，有定期进行能力评价与再授权的机制。人员、设备配置及所开展的服务项目符合医院功能要求，满足临床工作需要。	

评审标准	评定要点
4.8.2.1 实行肺灌洗医师、护士资格授权管理，并有明确的制度。	【C】 1.有肺灌洗操作医师、护士资格授权管理的相关制度与程序。 2.授权管理落实到每一位医师、护士，权限设置与其资格、能力相符。 3.独立实施肺灌洗的医师须具备中级以上专业技术职务任职资格。 4.医师、护士依法获取资格证书、执业证书及专业技术资格证书。 【B】符合"C"，并 职能部门对授权情况实施动态管理。有监督检查、反馈、处理制度。 【A】符合"B"，并 授权管理执行良好，无超权限操作情况。

4.8.3 首次治疗前，应由主管医师和副高以上职称医师评估患者情况；治疗过程中根据患者情况及时调整治疗计划；治疗后有患者随访记录。

4.8.3.1 首次治疗前，应由主管医师和副高以上职称医师评估患者情况；治疗过程中根据患者情况及时调整治疗计划；治疗后有患者随访记录。（★）	【C】 1.肺灌洗治疗计划由具有副高及以上专业技术职称的临床医师及主管医师共同确认，并告知患者签署同意书。 2.肺灌洗治疗过程记录详细。 3.治疗过程中根据患者情况及时调整治疗计划。 4.相关人员掌握上述诊疗流程。 【B】符合"C"，并 1.有肺灌洗治疗后的患者随访制度及相应记录。 2.职能部门监管科室的执行力有评价记录。 【A】符合"B"外，并 职能部门对问题与缺陷的改进成效有评价。

4.8.4 建立有效的肺灌洗治疗意外应急预案、应急处置措施并落实。

4.8.4.1 建立有效的肺灌洗治疗意外应急预案、应急处置措施并落实。	【C】 1.制定肺灌洗意外应急预案。 2.有肺灌洗治疗意外处理的规范与流程，具体措施能落实到位。 3.工作人员能掌握心肺复苏的基本技能，配备相关药品、器材和氧气等。 4.从事肺灌洗治疗的相关卫技人员均知晓并遵循履职要求。

评审标准	评定要点
4.8.4.1 建立有效的肺灌洗治疗意外应急预案、应急处置措施并落实。	【B】符合"C",并 1.科室质控人员对各级医师的反应力有评价记录。 2.职能部门监管科室的执行力有评价记录。
	【A】符合"B"外,并 职能部门对问题与缺陷的改进成效有评价。
4.8.5 设有专人定期对肺灌洗治疗设备进行质量控制检查,并建立设备质量控制档案。有质量与安全管理制度、岗位职责、诊疗规范与质量安全指标。	
4.8.5.1 设有专人定期对肺灌洗治疗设备进行质量控制检查,并建立设备质量控制档案。	【C】 1.全部肺灌洗治疗设备验收符合国家或国际标准,并有记录档案可证实。 2.定期检测,并有记录。 3.相关卫技人员均知晓履职要求,并遵循。
	【B】符合"C",并 1.建立设备维修、保养制度,并有记录。 2.科室质控人员对各级人员的执行力有评价记录。 3.职能部门监管科室的执行力有评价记录。
	【A】符合"B"外,并 职能部门对问题与缺陷的改进成效有评价。
4.8.5.2 有质量与安全管理制度、岗位职责、诊疗规范与质量安全指标。	【C】 1.有保证诊疗服务质量的相关制度文件。 2.有诊疗规范与质量安全指标。 3.对上岗的医师与护士有教育与培训的记录。 4.相关人员知晓本部门、本岗位的履职要求。
	【B】符合"C",并 1.对各项规章、制度、规范等管理文件有定期研讨、修订及培训记录。 2.科室质控人员对各级医师的执行情况有评价记录。 3.职能部门监管科室的执行力有评价记录。
	【A】符合"B"外,并 对评价、监管结果(问题与缺陷)有持续改进记录。

评审标准	评定要点
4.8.6 履行患者治疗前的知情同意	
4.8.6.1 履行肺灌洗治疗知情同意的相关制度。	【C】 1.有治疗前由主管医师向患者、近亲属或授权委托人进行知情同意的相关制度。 2.向患者、近亲属或授权委托人说明所选治疗方式存在的风险、益处和其他可供选择的方案。 3.签署肺灌洗治疗知情同意书并存放在病历中。
	【B】符合"C"，并 针对不同患者，采取通俗易懂的方式，确保知情同意的效果。
	【A】符合"B"，并 1 患者对知情同意内容充分理解。 2.知情同意书内容完整性达100%。

九、职业病康复诊疗管理与持续改进

评审标准	评定要点
4.9.1 由具有资质的康复医师、康复技师和护士按照制度、程序与病情评估结果为患者提供规范的同质化服务。	
4.9.1.1 人员及布局配置合理，有职业病康复治疗管理制度、流程、临床应用指南，为患者提供规范的同质化服务。	【C】 1.医师有执业医师资格，技师有与其职称相称的专业技术资格，各级医师结构合理。 2.有职业病康复治疗管理制度与流程。 3.具有职业病康复临床应用指南。 4.各级医师知晓其要求，为患者提供规范的同质化服务。
	【B】符合"C"，并 1.科室质控人员对各级医师对指南执行力有评价记录。 2.职能部门监管科室执行力有评价记录。
	【A】符合"B"，并 职能部门对问题与缺陷的改进成效有评价。

评审标准	评定要点
4.9.1.2 康复治疗设备管理。	【C】 1.应具备开展康复治疗的基本设备：超短波治疗仪、超声复合治疗仪、电脑熏蒸治疗仪、磁疗系统、液压跑步机、划船运动器、系列哑铃、多功能训练器、运动平板、电动按摩椅、立式功率车（骑式）、运动心肺功能测试仪、十二导联心电图、卧式功率车、立式功率车、医用慢速跑台、生物反馈心肺康复训练器、Christopeit情景互动功率车、心肺康复踏步训练机等。 2.康复治疗设备证件齐全，符合国家相关准入标准。
	【B】符合"C"，并 1.康复治疗设备处于备用状态，有维护监测记录，并有明确标志。 2.对医护人员使用各种康复治疗设备有培训和考核制度。
	【A】符合"B"，并 职能部门对问题与缺陷的改进成效有评价。
4.9.2 住院收治的病人，治疗前需经科（病区）查房对其病情进行评估，由高级技术职称的医师确定治疗方案。	
4.9.2.1 住院收治的病人，治疗前需经科（病区）查房对其病情进行评估（包括分期、预后分析等），由高级技术职称的医师确定治疗方案，对治疗方案有规范的评价。（★）	【C】 1.具有职业病康复的诊疗指南或诊疗规范，知晓率达90%。 2.严格实行三级查房制，制定个性化康复治疗方案。 3.对病情进行评估，治疗方案由高级技术职称医师确认。 4.治疗方案实施前由主管医师完成患者及其亲属的知情告知。 5.对治疗方案及疗效进行规范的评价。
	【B】符合"C"，并 1.科室质控人员对各级医师、技师的执行情况有评价记录。 2.职能部门对科室有监管、有评价、有记录。
	【A】符合"B"，并 职能部门对问题与缺陷的改进成效有评价。
4.9.3 为出院患者提供较详细的出院医嘱和职业病康复治疗指导意见。对患者进行跟踪随访，病程进展等信息均应详细记录于相关医疗文件中。	

评审标准	评定要点
4.9.3.1 为出院患者提供较详细的出院医嘱和职业病康复指导意见。对患者进行跟踪随访，病程进展等信息均应详细记录于相关医疗文件中。	【C】 1.为出院患者提供较详细的出院医嘱和职业病康复治疗指导意见。 2.有随访制度，按病种开展随访工作，随访率占出院病人比例≥30%。
	【B】符合"C"，并 1.对患者进行跟踪随访，病程进展等信息均应详细记录于相关医疗文件中。 2.科室质控人员对各级医师的执行情况有评价记录，作为医师能力评价之一。 3.职能部门对科室有监管，有评价，有记录。
	【A】符合"B"，并 职能部门对实施中问题与缺陷的改进成效有评价。
4.9.4 科主任、护士长与临床药师组成质量与安全管理团队，能定期分析影响住院诊疗（检查、药物治疗等）计划/方案执行的的因素，对住院康复治疗时间超过40天的患者，进行管理与评价，优化医疗服务系统与流程。		
4.9.4.1 由具备资质的质量控制人员组成团队或小组，并有开展工作的记录。	【C】 1.由科主任、护士长与临床药师组成的质量控制小组负责质量和安全管理，并有工作记录。 2.科室能定期（至少每季度）分析影响住院诊疗（检查、康复、药物治疗等）计划/方案执行的的因素。 3.对上岗的医师、技师及护士有培训与教育的记录。 4.相关人员均知晓本部门各项制度及要求。
	【B】符合"C"，并 1.至少每月一次进行科综合查房及病例讨论。 2.对各项规章、制度、规范等管理文件有定期研讨修订及培训记录。
	【A】符合"B"，并 职能部门对问题与缺陷的改进成效有评价。

评审标准	评定要点
4.9.4.2 有质量与安全管理制度、岗位职责、诊疗规范与质量安全指标。	【C】 1.有保证诊疗服务质量的相关制度、工作人员岗位职责,并落实。 2.有康复诊疗规范/指南。 3.相关人员知晓本部门、本岗位的履职要求。
	【B】符合"C",并 1.科室质控人员对各级医师、技师的执行力有评价记录。 2.职能部门对科室有监管、有评价、有记录。
	【A】符合"B",并 质量与安全管理制度执行良好,有定期更新制度,质量安全指标不断提高。
4.9.4.3 对诊疗质量进行全程监控管理;定期评价诊疗质量,有落实持续改进措施的记录。	【C】 1.医院对诊疗有明确的质量与安全指标。 2.科室/病区质量工作小组有定期开展全面质量管理活动的记录。 3.相关人员知晓本科室的质量与安全指标要求。
	【B】符合"C",并 1.对住院康复治疗时间超过40天的患者,进行管理与评价,提出科内优化医疗服务流程的措施。 2.科室能定期统计与分析质量与安全指标,对存在的问题与缺陷提出改进意见。
	【A】符合"B",并 职能部门对住院康复治疗时间超过40天的患者,进行管理与评价,提出优化各个医疗服务流程的措施,对其工作成效有评价。

十、职业健康检查质量管理与持续改进

评审标准	评审要点
4.10.1 承担本省职业健康检查工作，提供职业健康体检和健康咨询服务。	
4.10.1.1 从事职业健康检查工作必须获得省级卫生行政部门批准的相关资质，并配备相适应的人员。（★）	【C】 1.从事职业健康检查工作必须获得相关卫生行政部门批准的相关资质。 2.设置职业健康查体科室。 3.具备与职业健康检查资质相适应的取得资质人员（主检医师、技师、护士及其他专业人员）各≥5人。 4.具有粉尘、毒物作业职业健康检查资质。 5.科主任至少具备副高职称，具有职业健康检查资质，并从事本专业3年以上。
	【B】符合"C"，并 1.具有物理因素作业职业健康检查资质。 2.具备与职业健康检查资质相适应的取得资质人员（主检医师、技师、护士及其他专业人员）各≥7人。 3.参与制定本省职业健康检查规范等指导文件。
	【A】符合"B"，并 1.具有放射作业职业健康检查资质。 2.承担全省职业健康检查质量控制工作。
4.10.1.2 应具备与职业健康检查资质相适应的职业健康检查项目和仪器设备，满足职业健康检查工作需求。	【C】 1.具有职业健康检查场所、候检场所和检验室，建筑总面积＞400m²，每个独立检查室的使用面积＞6m²，X射线等特殊检查室的使用面积按有关规定执行。 2.应具备与资质相适应的各类仪器设备，同时具备现场检查的能力。 （1）临床生化检验仪器〔全（半）自动生化分析仪、血细胞分析仪、尿分析仪、血红蛋白分析仪、血凝仪、酶标仪〕。 （2）临床检查仪器设备〔X光机（500mA）、B超仪、心电图、便携式肺功能仪、纯音听力计、眼科检查器械、裂隙灯显微镜、口腔检查器械、耳鼻喉科检查器械〕。 3.具有职业健康检查车辆≥2辆。 4.使用的计量仪器经过计量检定并获得相应证书。 5.仪器和设备功能正常、管理规范，有日常维护与维修保养的措施和记录。

评审标准	评审要点
	【B】符合"C",并 1.应具备与资质相适应的检查仪器设备:DR移动查体车、声阻抗、脑诱发电位仪、大型肺功能仪。 2.具备职业健康检查查体软件。
	【A】符合"B",并 有职能部门监管,对改进措施进行追踪与成效评价。
4.10.1.3 建立健全职业健康检查工作管理制度,并严格按照管理制度对各级人员进行岗位培训。	【C】 1.有各项规章制度、岗位职责、工作流程。 2.各专业人员参加相关培训90%以上。
	【B】符合"C",并 1.科室对制度和流程落实情况进行检查,对存在的问题与缺陷有改进措施。 2.有职能部门定期对职业健康检查管理进行督导检查、分析、反馈,有改进措施。
	【A】符合"B",并 职业健康检查管理工作持续改进,并有成效。
4.10.2职业健康检查报告书应根据《职业健康监护规范》及现行有效的书写格式书写。应设置职业健康检查报告书质量管理组织,持续改进职业健康检查报告书质量。	
4.10.2.1 职业健康检查报告书必须由中级职称以上主检医师根据《职业健康监护规范》及现行有效的书写格式书写。设置职业健康检查报告书质量管理织,持续	【C】 1.职业健康检查报告书必须由中级职称以上主检医师书写。 2.职业健康检查报告书书写规范。 3.职业健康检查时发现疑似职业病病人,应及时向所在地的卫生行政部门和安全生产监督管理部门报告,还应当告知劳动者本人并及时通知用人单位。疑似职业病病人上报率100%。 4.参与制定本省职业健康检查报告书书写规范。
	【B】符合"C",并 1.应设置职业健康检查报告书质量管理组织,有质量控制体系文件,有质量控制措施及审核记录,有质量检查结果。 2.承担全省职业健康检查报告书规范化书写培训、指导工作。

评审标准	评审要点
改进职业健康检查报告书质量。	【A】符合"B"，并 职能部门对职业健康检查报告书的书写质量、整改措施进行追踪与成效评价，持续改进职业健康检查报告书质量。
4.10.3 职业健康检查档案管理符合《职业健康监护技术规范》等有关法规、规范。	
4.10.3.1 按照《医疗机构病历管理规定》等有关法规、规范的要求，设置职业健康检查档案室，并制定职业健康检查档案室管理、使用等方面的制度、规范、流程等执行文件，对相关人员进行教育与培训。	【C】 1.设置职业健康检查档案室，配置职业健康检查档案管理人员，有职业健康检查报告书管理工作制度和人员岗位职责。 2.档案资料管理规范化，有职业健康检查报告书管理工作流程，档案室面积＞15m²，并配备与计算机系统等相应的设施、设备。 3.职业健康检查档案保存30年。
	【B】符合"C"，并 1.有人员年度培训计划、培训记录。 2.科室对制度和流程落实情况进行检查，对存在的问题与缺陷有改进措施。
	【A】符合"B"，并 1.指导本省职业健康检查档案管理工作。 2.职能部门有监管，对改进措施进行追踪与成效评价。
4.10.4 严格执行借阅、复印或复制职业健康检查报告书制度，防止丢失、损毁、篡改、非法借阅、使用和受检者隐私的泄露。	
4.10.4.1 有职业健康检查报告书服务管理制度，为医院医务人员及管理人员、劳动者及其委托单位、有关司法机关提供	【C】 1.有职业健康检查报告书服务管理制度，有明确的服务规范与程序。 2.职业健康检查报告书服务限于相关医务人员及管理人员，劳动者及其委托单位、有关司法机关。 3.依照法律、法规和规章为劳动者及其委托单位、有关司法机关提供职业健康检查报告书服务，履行借阅、复印或复制申请核查与信息核查。 4.有回避与保护劳动者隐私的规范与措施。

评审标准	评审要点
职业健康检查报告书服务。	【B】符合"C",并 有完整的职业健康检查报告书服务登记信息,包括借阅人、借阅与归还时间、借阅目的以及复印或复制的内容,保留相关借阅、复印或复制人的申请、身份证明、单位介绍信等资料。
	【A】符合"B",并 职能部门对职业健康检查报告书服务有监管,保障职业健康检查报告书依法借阅、调取、复印便捷,防止职业健康检查报告书丢失、损毁、篡改,保护患者隐私。

十一、职业病诊断质量管理与持续改进

评审标准	评定要点
4.11.1具备与其功能和职责相适应的场所、仪器设备和资质,严格执行《职业病诊断与鉴定管理办法》。	
4.11.1.1 从事职业病诊断工作必须获得省级卫生行政部门批准的相关资质,并配备相应的人员。	【C】 1.具备省级卫生行政部门批准的职业病诊断资质。 2.有相应的诊疗科目及与开展职业病诊断相适应的职业病诊断医师等相关医疗卫生技术人员。 3.有与开展职业病诊断相适应的场所和仪器设备。 4.必须满足三人以上(奇数)取得职业病诊断资格的执业医师进行集体职业病诊断。
	【B】符合"C"外,并 有职业病诊断管理领导小组。
	【A】符合"B",并 有持续性改进措施。
4.11.1.2 有职业病诊断工作场所和人员,能满足职业病诊断工作需求。	【C】 1.设有满足职业病诊断工作需求的工作场所。 2.有人员岗位职责,职责分工明确。 3.人员熟悉并履行本岗位职责。
	【B】符合"C",并 1.设有独立的职业病诊断办公室,还设有接诊室、会诊室、档案室。2.承担职业病诊断管理工作的专职人员≥3人。

评审标准	评定要点
	【A】符合"B"，并 科室负责人由具有职业病诊断资质的高级专业技术人员担任，并从事职业病临床工作10年以上。
4.11.1.3应当建立已取得各类职业病诊断资质的医师为主要成员的职业病诊断专家库，吸收临床相关学科、职业卫生、放射卫生等相关专业的专家组成。（★）	【C】 1.职业病诊断医师具有中级以上卫生专业技术职务任职资格，并熟悉职业病防治法律法规和职业病诊断标准，且必须每年从事职业病诊断工作。 2.具备尘肺、中毒的职业病诊断资质，各专业至少3人。 3.按规定参加与职业病诊断医师相应专业的培训，并考核合格。
	【B】符合"C"外，并 1.应当建立已取得各类职业病诊断资质的职业病诊断专家库。 2.具备放射病、物理因素及其他职业病的诊断资质，各专业至少5人。
	【A】符合"B"外，并 1.具有职业病诊断医师培训师资格，开展职业病相关法律法规宣传。 2.专家库及时更新，梯队建设合理。
4.11.2依据职业病诊断相关法律法规、标准制定科学、合理的职业病诊断制度、流程及完整的质控管理。	
4.11.2.1 应有职业病诊断办公室各项规章制度、流程及完整的质控管理。	【C】 1.有职业病诊断办公室科室规章制度。 2.有职业病报告制度。 3.有职业病诊断工作程序。 4.有职业病诊断流程。 5.有职业病诊断纠纷处理制度、流程。
	【B】符合"C"外，并 具有完整的质控管理（包括诊断材料审核、专家抽选、各辅助检查环节质控、诊断书书写、发放、归档）。
	【A】符合"B"外，并 有质量控制监督检查、反馈、通报及持续性改进措施。
4.11.3制定职业病诊断档案管理、使用等方面的制度、规范、流程等执行文件，并对相关人员进行教育与培训。	

评审标准	评定要点
4.11.3.1 职业病诊断档案严格按照《职业病诊断与鉴定管理办法》的要求保存，制定职业病诊断档案室管理、使用等方面的制度、规范、流程等执行文件，并对相关人员进行培训与教育。	【C】 1.职业病诊断档案包括职业病诊断证明书、职业病诊断过程记录，参加诊断的人员、时间、地点、讨论内容及诊断结论，用人单位、劳动者和相关部门，机构提交的有关资料、临床检查与实验室检验等资料、与诊断有关的其他资料等。严格按照《职业病诊断与鉴定管理办法》的要求保存。 2.有兼职职业病档案管理人员和人员岗位职责。 3.有职业病诊断档案管理制度及工作流程。
	【B】符合"C"，并 1.有专职职业病档案管理人员。 2.有业务学习、培训计划并实施，有参加继续教育的记录。 3.科室对制度和流程落实情况进行检查，对存在的问题与缺陷有改进措施。
	【A】符合"B"，并 有质量控制监督检查、反馈、通报及持续性改进措施
4.11.4 严格执行借阅、复印或复制职业病诊断档案制度，防止丢失、损毁、篡改、非法借阅、使用和申请人隐私的泄露。		

评审标准	评定要点
4.11.4.1 有职业病诊断档案服务管理制度，为医院医务人员及管理人员、申请人及申请人所在单位、有关司法机关提供职业病诊断档案服务。	【C】 1.有职业病诊断档案服务管理制度，有明确的服务规范与程序。 2.职业病诊断档案服务限于相关医务人员及管理人员，申请人及申请人所在单位、有关司法机关。 3.依照法律、法规和规章为申请人及申请人单位、有关司法机关提供职业病诊断档案服务，履行借阅、复印或复制申请核查与信息核查。 4.有回避与保护受检者隐私的规范与措施。
	【B】符合"C"，并 有完整的职业病诊断档案服务登记信息，包括借阅人、借阅与归还时间、借阅目的以及复印或复制的内容，保留相关借阅、复印或复制人的申请、身份证明、单位介绍信等资料。
	【A】符合"B"，并 职能部门对职业病诊断档案有监管，保障职业病诊断档案依法借阅、调取、复印便捷，防止职业病档案丢失、损毁、篡改，保护患者隐私。

十二、药事和药物使用管理与持续改进

评审标准	评定要点
4.12.1 医院药事管理工作和药剂科设置以及人员配备符合国家相关法律、法规及规章制度的要求；建立与完善医院药事管理组织。	
4.12.1.1 医院设立药事管理与药物治疗学委员会，健全药事管理体系。	【C】 1.按照《医疗机构药事管理规定》的相关要求，设立药事管理与药物治疗学委员会及若干相关的药事管理小组，职责明确，有相应的工作制度，日常工作由药剂科负责。 2.根据本机构功能、任务、规模设置相应的药剂科。 3.药剂科负责药品管理、药学专业技术服务和药事管理以及临床药学工作。 4.医务部门指定专人，负责与医疗机构药物治疗相关的行政事务管理工作。 【B】符合"C"，并 1.药事管理与药物治疗学委员会人员组成符合规范，定期召开专题会议，研究药事管理工作，每年不少于4次，有完整的相关资料。 2.职能部门履行监管与协调职责。 【A】符合"B"，并 有药事管理工作计划和年度工作总结，能够体现药事管理的持续改进。
4.12.1.2 有药事管理工作制度。	【C】 1.医院根据国家药事管理法律法规，建立相应的药事管理制度。 2.医院根据医院的药事管理要求，制定相应的工作制度、操作规程，并组织实施。 3.有药品遴选制度，遵循"一品两规"要求，制定本医院"药品处方集"和"基本用药供应目录"。 4.有抗菌药物、生物制剂及高危药品临床使用管理办法。 【B】符合"C"，并 1.有药事法律法规及相关制度的宣传、教育、培训。 2.医务人员熟悉药事管理法律法规及相关制度。 3.有保证上述制度落实的相关措施。 4.有临床用药的具体评价方法，有改进措施和干预办法。

评审标准	评定要点
	【A】符合"B"，并 1.优先使用国家基本药物符合相关规定。 2.抗菌药物等临床使用符合相关规定。
4.12.1.3 根据医院功能任务及规模，配备药学专业技术人员，岗位职责明确。	【C】 1.药学专业技术人员满足工作需要，按有关规定取得相应药学专业技术职务任职资格。 2.各级药学专业技术人员职责明确。 3.有药学专业技术人员培养、考核和管理的相关规定。 4.各级药学人员熟悉并履行本岗位职责。
	【B】符合"C"，并 1.人才梯队合理，具有高等医药院校临床药学专业或者药学专业本科毕业以上学历的，应当不低于药学专业技术人员的30%。 2.临床药师具有高等学校临床药学专业或药学专业本科以上学历，经过规范化培训。 3.药学专业技术人员参加毕业后进行规范化培训和继续医学教育，符合相关规定，作为考核、晋升、聘任的条件之一。
	【A】符合"B"，并 药学部门负责人具有高等学校药学专业或者临床药学专业本科以上学历，具有高级技术职称。
4.12.2 加强药剂管理，规范采购、储存、调剂，有效控制药品质量，保障药品供应。	
4.12.2.1 有药品采购供应管理制度与流程，有适宜的药品储备。	【C】 1.有药品采购供应管理制度与流程，有固定的供药渠道，由药学部门统一采购供应。 2.列入"药品处方集"和"基本用药目录"中的药品有适宜的储备，每年增减调整药品率≤5%。 3.药品品规管理符合国家卫生行政部门有关规定。
	【B】符合"C"，并 1.定期检查总结药品采购供应制度的执行情况，每年至少两次，无违规采购。 2.定期评估药品储备情况，85%以上药品库存周转率少于10～15日，定期评估，有分析报告和提出改进措施。

评审标准	评定要点
	【A】符合"B"，并 药品采购规范、储备适宜，无违规采购。
4.12.2.2 建立药品质量监控体系，有效控制药品质量。	【C】 1.有药品质量监督管理组织，由主管药师及以上人员担任负责人，职责明确。 2.有药品质量管理相关制度和药品质量报告途径与流程。 3.有药品验收相关制度与程序，保证每个环节药品的质量。
	【B】符合"C"，并 1.有制度保证药品质量监控人员工作的独立性。 2.定期对药库药品质量进行抽查，合格率达99.8%。 3.每月对各临床科室备用药品的管理与使用进行一次检查。 4.对药品质量抽查结果及科室备用药品管理检查情况进行分析、总结，落实整改措施。
	【A】符合"B"，并 1.医院有药品质量监测网络（平台）。 2.库房发出药品质量合格率100%。

4.12.3 正确、安全地贮存药品；药品调剂符合相关规定，保证在安全、清洁的环境中进行。

	【C】 1.有药品贮存相关制度，定期对库存药品进行养护和质量检查。 2.药品贮存基本设施与设备符合规定：根据药物性质和贮存量配置温、湿度控制系统，有冷藏、避光、通风、防火、防虫、防鼠、防盗设施和措施。设施、设备质量均符合规定，运行正常。 3.根据药品的性质、特点设置具备冷藏、阴凉、常温条件的药品库。化学药品、生物制品、中成药、中药饮片分别贮存，分类定位存放。中药饮片，"毒、麻、精"药品，易燃易爆、强腐蚀性等危险性药品等按有关规定分别设库，单独贮存。药库与药品存放区域远离污染区，温湿度和照明亮度符合有关规定；药品库按规定设置验收、退药、发药等功能区域。

评审标准	评定要点
4.12.3.1 有药品贮存制度，贮存药品的场所、设施与设备符合有关规定。	4.有和药品有效期管理的相关制度与处理流程。有效期药品先进先用、近期先用，对过期、不适用药品及时妥善处理，有控制措施和记录。 5.有高危药品目录，各环节贮存的高危药品设置统一警示标志。 6.内服药与外用药、注射剂分区储存。 7.药品名称、外观或外包装相似的药品分开放置，并作明确标示。 8.实行药品采购、贮存、供应计算机管理，药品库存量及进出量、库存量及使用量定期盘点、账物相符。 9.药库管理由药学专业人员负责。
	【B】符合"C"，并 药库面积符合相关规定。
	【A】符合"B"，并 药品管理资料完整、翔实，有可追溯措施。
4.12.3.2 执行"特殊管理药品"管理的有关规定。	【C】 1.麻醉、生物治疗药品等"特殊管理药品"按照法律法规、规章制定相应的管理制度。 2."特殊管理药品"有安全设施，药库设置有"毒、麻、精"药品专用库（柜），配有安全监控及自动报警设施；有防盗设施。 3.对"麻、精"药品实行三级管理和"五专"管理的制度与程序。 4.对"麻、精"药品实行批号管理的制度与程序，开具的药品可溯源到患者。
	【B】符合"C"，并 1.药学部定期对"特殊管理药品"检查，至少每月1次。 2.各相关科室有相应的"特殊管理药品"管理制度，并严格实行。
	【A】符合"B"，并 "特殊管理药品"管理各环节措施得当，有持续改进措施，原始记录完整。

评审标准	评定要点
4.12.3.3 对全院的急救等备用药品进行有效管理，确保质量与安全。	【C】 1.有存放于急诊科、病区急救室（车）及各诊疗科室的急救等备用药品管理和使用的制度与领用、补充流程。 2.药学部和各相关科室有急救等备用药品目录及数量清单，有专人负责管理急救药品，并在使用后及时补充，损坏或近有效期药品及时报损或更换。
	【B】符合"C"，并 药学部对急救等备用药品管理情况定期检查，对存在的问题及时整改。
	【A】符合"B"，并 各科室对急救等备用药品统一储存位置、统一规范管理、统一清单格式，保障抢救时及时获取。
4.12.3.4 落实药品调剂制度，遵守药品调剂操作规程，保障药品调剂的准确性。	【C】 1.按《医疗机构药事管理规定》和《处方管理办法》等有关规定制定药品调剂制度和操作规程。 2.药品调剂时，认真审核处方或用药医嘱后调剂配发药品。 3.药品使用遵循先拆先用，先到先用的原则。 4.有病区不需要使用的药品定期办理退药的相关规定，对退药进行有效管理，确保质量并有记录。
	【B】符合"C"，并 1.有措施避免药品分装，如需药品分装，应有操作规程、适当的容器，外包装有药品名称、剂量及原包装的批号、有效期和分装日期。 2.对病区口服制剂药品实行单剂量配发，注射剂按日剂量发药。 3.调剂室面积符合相关规定。 4.调剂作业有足够的空间与照明，门、急诊药房实行大窗口式或者柜台式发药；住院调剂室口服摆药区域环境清洁整齐、卫生符合要求。 5.急诊有24小时的药学调剂服务。
	【A】符合"B"，并 1.有静脉用药调配中心（室），实行集中调配供应。 2.对调剂工作进行督导检查、追踪评价，持续改进调剂工作。

评审标准	评定要点
4.12.3.5 有药品召回管理制度。	【C】 1.有药品召回管理制度与处置流程。 2.发现假、劣药品时，按规定及时报告有关部门并迅速召回，妥善保存，收集保留所有原始记录。 3.及时追回调剂错误的药品。 4.有患者服用假、劣药品或调剂错误药品导致人身损害的相关的处置预案与流程。
	【B】符合"C"，并 1.对假、劣药品，及时查明原因，追究相关责任。 2.对调剂错误，及时分析原因，有整改措施。
	【A】符合"B"，并 有根据假、劣药品和调剂错误的原因分析，及时修订相关制度，加强环节管理，保障用药安全。
4.12.3.6 建立完善的药品管理信息系统，与医院整体信息系统联网运行。	【C】 1.有完善的药品管理计算机软件系统，并与医院整体信息系统联网运行。对药品价格及其调整、医保属性等信息实现综合管理。 2.有信息系统联网的处方用药技术支持软件。有完善的药品查询系统，方便有关人员查询、适时获取正确的药品信息。 3.药库和调剂室有药品进、销、存、使用等实时管理系统，实行药品定额和数量化管理，包括药品账目和统计、处方点评分析等。
	【B】符合"C"，并 有适宜的合理用药监控软件系统，能为处方审核提供技术支持，并定期更新。
	【A】符合"B"，并 1.通过用药监控系统，对抗菌药物等实行计算机处方权限与用药时限管理。 2.对改进措施落实情况有追踪评价，有持续改进的成效。
4.12.4执行《处方管理办法》，开展处方点评，促进合理用药。	

评审标准	评定要点
4.12.4.1 临床药物治疗执行有关法规、规章制度，遵循相关技术规范。	【C】 1.临床药物治疗遵循合理用药原则、药品说明书、"临床诊疗指南"及"临床路径"等相关规定与程序。 2.有医师处方符合《处方管理办法》相关要求的制度与程序。 3.药师按照《处方管理办法》对处方进行适宜性审核和调配发药，并根据具体情况对患者进行用药交代的制度与程序。 4.有超说明书用药管理的规定与程序。
	【B】符合"C"，并 1.有对临床超说明书用药的监控措施和记录。 2.医院每年用药金额排名前十位的药品与医院性质及承担的主要医疗任务相符合。
	【A】符合"B"，并 1.有临床用药的监控和超常预警体系，对临床超常用药趋势及时干预，有改进措施。 2.改进措施落实情况有追踪评价，有持续改进的成效。
4.12.4.2 医师开具处方、应按照《处方管理办法》的要求执行，对特定职业病治疗药物授予使用处方权。	【C】 1.根据《处方管理办法》制定本院处方管理实施细则，对注册执业医师处方权、医师开具处方、药师调剂处方有明确规定。 2.医师处方签名或签章式样分别在医疗管理、药学部门留样备案，医师在处方和用药医嘱中的签字或签章与留样一致。 3.按"医院基本用药供应目录"开具处方，药品品规和药品生产企业与"医院基本用药供应目录"一致。 4.处方书写规范、完整，开具处方全部使用经药品监督管理部门批准并公布的药品通用名称、新活性化合物的专利药品名称和复方制剂药品名称。 5.处方用量和麻醉、精神等特殊药品的开具符合《处方管理办法》规定。
	【B】符合"C"，并 1.不合理处方≤1%。 2.处方药品通用名使用率达100%。
	【A】符合"B"，并 定期对处方质量进行检查，检查结果与医师考核挂钩。

评审标准	评定要点
4.12.4.3 护士抄（转）录用药医嘱及执行给药医嘱应遵守操作规程，必须经过核对，确保准确无误。	【C】 1.经过资格认定及相关培训的护士方可执行给药医嘱。 2.用药医嘱抄（转）录须经核对，确保准确无误，并有抄（转）者签名。 3.有防范给药差错的措施，护士根据处方或医嘱给药时须对药品名称、用法用量、给药途径、药品有效期、外观质量等进行核对与检查，并签字确认。 4.护士在给药前后应当观察患者用药过程中的反应并记录。 5.有特殊情况使用患者自带药品的相关规定。凡住院患者治疗需要的药品均由药学部门供应，一般不得使用患者自带药品。确需使用应符合规定。
	【B】符合"C"，并 1.给药前要尊重患者对药物使用的知情权。 2.护士按照给药时间分次为患者发放口服药，并说明用法。
	【A】符合"B"，并 有给药差错分析、整改和持续改进措施。
4.12.4.4 已开具处方，并遵医嘱使用的药品应记入病历。	【C】 1.患者就诊前和正在使用的所有处方及医嘱用药应在病历中记录。 2.护士对患者的每次给药均应记录。 3.所有的用药信息在出院或转院时归入其病历留存。
	【B】符合"C"，并 病程记录中有明确的用药依据及分析。
	【A】符合"B"，并 临床药师为"实施临床路径与单病种质控病例、重点职业病住院患者"建立药历。
	【C】 1.药师及以上人员承担审核处方工作，依据《处方管理办法》的相关要求审核处方/用药医嘱是否规范、适宜。 2.对不规范处方、用药不适宜处方进行有效干预，及时与医生沟通。

评审标准	评定要点
4.12.4.5 药师应按照《处方管理办法》对处方进行适宜性审核、调配发药，对临床不合理用药进行有效干预。医院有可行的监督机制与措施。	3.调剂处方流程合理，按有关规定做到"四查十对"。调剂过程有第二人核对，独立值班时双签字核对。 4.发出的药品标有用法用量和特殊注意事项。 5.发药时对患者进行用药交代和用药指导，关注特殊群体的用药指导。必要时为患者提供书面用药指导材料。 6.设有用药咨询窗口（台），有主管药师及以上人员提供合理用药咨询服务。 7.住院医嘱单按照处方管理，药师依据完整的用药医嘱作为调剂的依据，确保用药适当性及正确性。 8.有发药差错登记、报告的制度与程序，并执行。 9.对药师进行定期的、有针对性的药学技能培训。
	【B】符合"C"，并 1.有差错分析制度和改进措施。定期进行差错防范培训。 2.由专职药学人员为患者提供用药咨询，有咨询记录，并针对患者咨询的常见问题开展合理用药宣传工作。 3.药师应在处方药品计价收费和调剂之前对处方或用药医嘱的适宜性进行审核。
	【A】符合"B"，并 1.调剂室年差错率≤0.01%。 2.有促进临床合理用药持续改进的措施，有专人负责对防范差错工作进行系统检验，对临床不合理用药进行干预效果分析，体现多环节防范与持续改进效果。
4.12.4.6 开展处方点评，建立药物使用评价体系。	【C】 1.按《医院处方点评管理规范（试行）》的要求制定医院处方点评制度，组织健全，责任明确，有处方点评实施细则和执行记录。 2.每月至少抽查30张门诊处方和10份出院病历用药医嘱进行点评。 3.对职业病治疗药物使用情况进行专项点评，每个月组织对25%具有抗菌药物处方权的医师所开具的处方、医嘱进行点评。 4.对不合理处方进行干预，上年度门诊处方点评及药房干预的次数。

评审标准	评定要点
	【B】符合"C",并 1.每年开展2项以上专项药物临床应用评价,每年每项评价不少于4次。 2.定期发布处方评价指标与评价结果,定期进行通报和超常预警。纳入医院质量考核目标,实行奖惩管理。
	【A】符合"B",并 1.每年开展3项以上专项药物临床应用评价,每年每项评价不少于4次。 2.根据点评结果,落实整改措施,提高合理用药。
4.12.5 医师、药师、护士按照《抗菌药物临床应用指导原则》等要求,合理使用药品,并有监督机制。	
4.12.5.1 实施抗菌药物临床应用管理责任制。(★)	【C】 1.院长是抗菌药物临床应用管理第一责任人: (1)将抗菌药物临床应用管理作为医疗质量和医院管理的重要内容纳入工作安排。 (2)明确抗菌药物临床应用管理组织机构,以及各相关部门在抗菌药物临床应用管理中的职责分工,层层落实责任制。 (3)根据各临床科室不同专业特点,设定抗菌药物应用控制指标。 2.临床科负责人是本科抗菌药物临床应用管理第一责任人。 (1)将抗菌药物临床应用管理作为本科质量管理的重要内容,并纳入医师能力评价。 (2)设定本科抗菌药物应用控制执行指标,落实到人。
	【B】符合"C",并 1.建立、健全抗菌药物临床应用管理工作制度和监督管理机制。 2.与临床科负责人签订抗菌药物合理应用责任状。
	【A】符合"B",并 1.按卫生行政部门规定向本辖区监测网报送抗菌药物临床应用和细菌耐药监测的信息。 2.上报信息准确与可追踪溯源。

评审标准	评定要点
4.12.5.2 建立完善抗菌药物临床应用技术支撑体系。	【C】 1.有经过感染专业培训的专职人员。 2.有临床微生物室，安排具有资质的微生物检验专业技术人员负责。 3.加强医院感染、微生物检验专业技术人员和临床药师的培训和继续教育，提高相关人员的专业技术水平。
	【B】符合"C"，并 临床药师在抗菌药物临床应用中发挥作用： （1）为医师提供抗菌药物临床应用相关专业培训。 （2）对临床科室抗菌药物临床应用进行技术指导。 （3）参与抗菌药物临床应用管理工作。
	【A】符合"B"，并 医院感染、微生物检验专业技术人员、临床药师在抗菌药物临床应用管理领域中所履行的技术支撑作用，获临床医师、护士好评。
4.12.5.3 严格落实抗菌药物分级管理制度。	【C】 1.明确抗菌药物分级管理目录。 2.对不同管理级别的抗菌药物处方权进行严格限定。 3.制定特殊使用级抗菌药物临床应用管理流程，并严格执行。
	【B】符合"C"，并 1.明确各级医师使用抗菌药物的处方权限。 2.制定有效措施，保证分级管理制度的落实。
	【A】符合"B"，并 1.医师处方及医嘱无违规越级处方的现象。 2.门诊处方无特殊使用级抗菌药物的处方。
4.12.5.4 建立抗菌药物遴选和定期评估制度，加强抗菌药物购用管理。	【C】 1.有制度与程序严格控制抗菌药物购用品种、品规数量。 2.抗菌药物品种原则上不超过35种。 3.同一通用名称注射剂型和口服剂型各不超过2种，具有相似或者相同药理学特征的抗菌药物不得重复采购。 4.明确抗菌药物品种启动临时采购的程序。

评审标准	评定要点
	【B】符合"C"，并 抗菌药物购用品种、品规结构基本合理： （1）头霉素类抗菌药物不超过2个品规。 （2）三代及四代头孢菌素（含复方制剂）类抗菌药物口服剂型不超过5个品规，注射剂型不超过8个品规。 （3）碳青霉烯类抗菌药物注射剂型不超过3个品规。 （4）氟喹诺酮类抗菌药物口服剂型和注射剂型各不超过4个品规。 （5）深部抗真菌类抗菌药物不超过5个品种。
	【A】符合"B"，并 同一通用名抗菌药物品种启动临时采购程序原则上每年不得超过5例次。
4.12.5.5 抗菌药物临床应用相关指标控制力度。	【C】 抗菌药物临床应用相关指标控制力度。
	【B】符合"C"，并 抗菌药物品种选择和使用疗程控制基本合理： （1）住院患者抗菌药物使用率不超过50%。 （2）门诊患者抗菌药物处方比例不超过20%。 （3）急诊患者抗菌药物处方比例不超过40%。 （4）抗菌药物使用强度力争控制在每百人/天40DDDs以下。
	【A】符合"B"，并 抗菌药物临床实际应用力度与控制相关指标能够保持一致。
4.12.5.6 加强临床微生物标本检测和细菌耐药监测。	【C】 1.开展细菌耐药监测工作，定期发布细菌耐药信息。 2.建立细菌耐药预警机制，针对不同的细菌耐药水平采取相应的应对措施。 3.接受限制使用级抗菌药物治疗的住院患者，抗菌药物使用前微生物检验样本送检率不低于50%。 4.接受特殊使用级抗菌药物治疗的住院患者，抗菌药物使用前微生物送检率不低于80%。

评审标准	评定要点
	【B】符合"C"，并 职能部门对细菌耐药监测工作进行监管，发现存在的问题及时反馈。
	【A】符合"B"，并 1.住院病历与实验室记录结果，证实是根据临床微生物标本检测结果合理选用抗菌药物。 2.职能部门对细菌耐药监测工作实施信息化管理，实时监测，数据及时更新。
4.12.5.7 严格落实医师抗菌药物处方权限和药师抗菌药物调剂资格管理。（★）	【C】 1.有医师抗菌药物处方权限管理制度。 2.有药师抗菌药物调剂资格管理制度。 3.医师、药师、职能部门员工均知晓履职的要求。
	【B】符合"C"，并 1.医院对医师和药师开展抗菌药物临床应用知识和规范化管理培训、考核工作有记录。 2.医师经培训并考核合格后，授予相应级别的抗菌药物处方权，并落实到每名医师。 3.药师经培训并考核合格后，授予抗菌药物调剂资格，并落实到每名药师。 4.处方与医嘱签发，医师、调剂药师与授权管理名单保持一致。
	【A】符合"B"，并 职能部门对履行授权管理中存在问题与缺陷的改进成效进行评价，有记录。
4.12.6 医师、药师按照《国家基本药物临床应用指南》《国家基本药物处方集》，优先合理使用基本药物，并有相应监督考评机制。	
4.12.6.1 医师、药师按照《国家基本药物临床应用指南》《国家基本药物	【C】 1.按照《国家基本药物临床应用指南》、《国家基本药物处方集》有关要求，优先使用国家规定的基本药物。 2.《国家基本药物目录》中的品种优先纳入"药品处方集"和"基本用药供应目录"。

评审标准	评定要点
处方集》，优先合理使用基本药物，并有相应监督考评机制。	【B】符合"C"，并 有促进《国家基本药物目录》优先使用的具体措施，并有监督考评机制。
	【A】符合"B"，并 统计医院用药品种，使用率符合《国家基本药物目录》的相关规定。
4.12.7有药物安全性监测管理制度，观察用药过程，监测用药效果，按规定报告药物严重不良反应，并将不良反应记录在病历之中。	
4.12.7.1 实施药品不良反应和用药错误报告制度，建立有效的药害事件调查、处理程序。	【C】 1.有药品不良反应与药害事件监测报告管理的制度与程序。 2.医师、药师、护士及其他医护人员相互配合对患者用药情况进行监测。重点监测非预期（新发现）、严重的药物不良反应。有原始记录。 3.发生严重药品不良反应或药害事件，积极进行临床救治，做好医疗记录，保存好相关药品、物品的留样，并对事件进行及时调查、分析，按规定上报卫生行政部门和药品监督管理部门。 4.将患者发生的药品不良反应如实记入病历中。
	【B】符合"C"，并 1.有鼓励药品不良反应与药害事件报告的措施。 2.对严重用药错误报告有分析，有整改措施。 3.建立药品不良事件报告信息平台。
	【A】符合"B"，并 1.临床医师有路径可及时获得"药品不良反应与药害事件"信息。 2.统一管理"药品不良事件与医疗安全（不良）事件报告"信息平台。
4.12.7.2 有完善的突发药事管理应急预案，药学人员可熟练执行。	【C】 1.有完善的突发药事管理应急预案，组织层次清晰，人员分工明确，体现良好的合作，各部门无缝隙衔接，对突发药事的善后工作及还原应急能力有明确规定。 2.有本院突发药事的医疗救治药品目录。

评审标准	评定要点
	【B】符合"C"，并 1.有突发的药事管理应急预案执行培训计划，相关人员熟悉预案流程和岗位职责，可迅速配合临床抢救。 2.应急药品具有可及性和质量保证。
	【A】符合"B"，并 有针对重大突发事件，进行大规模调集应急药品的保障方案。
4.12.8配备临床药师，参与临床药物治疗，提供用药咨询服务，促进合理用药。	
4.12.8.1 按规定配置临床专职药师。	【C】 1.临床药师具备高等学校药学院临床药学专业或药学专业全日制本科及以上学历，并在毕业后经教育或在职岗位培训后，进入临床药师工作岗位。 2.有临床药师培养计划，并纳入医院医疗技术人员培养计划。 3.临床药师按有关规定参与临床药物治疗相关工作的时间≥85%。
	【B】符合"C"，并 每100张病床与临床药师配比≥0.6%。
	【A】符合"B"，并 1.每100张病床与临床药师配比≥0.8%。 2.有临床药师与临床医师协作机制，提高合理用药水平。
4.12.8.2 临床药师按其职责、任务和有关规定参与临床药物治疗。	【C】 1.临床药师按相关规定以专职专科直接参与用药相关的临床工作，在选定专业的临床科室参加日常性药物治疗工作。 2.开展药学查房，对重点患者实施药学监护和建立药历，且工作记录完整。 3.参加病例讨论，提出用药意见和个体化药物治疗建议。 4.参加院内疑难重症会诊和危重患者的救治。 5.审核本人参与的专科病区患者用药医嘱，对不合理用药有干预意见的记录。 6.定期为临床医师、护士提供合理用药培训和咨询服务。 7.对患者进行用药教育，指导安全用药。

评审标准	评定要点
4.12.8.2 临床药师按其职责、任务和有关规定参与临床药物治疗。	【B】符合"C"，并 1.每位临床药师有对患者进行用药教育的记录，视患者情况修正其不当用药行为。 2.每位临床药师有对重点患者用药的经历，体现本人用药分析能力和对患者实施持续药学监护的过程。
	【A】符合"B"，并 在医院实施多学科联合诊疗的过程中，可体现临床药师的服务能力。
4.12.9 由科主任与具备资质的质量控制人员组成质量与安全管理团队，能用质量与安全管理核心制度、岗位职责与质量安全指标，落实全面质量管理与改进制度，定期通报医院药物安全性与抗菌药物耐药性的监测结果。	
4.12.9.1 由科主任和具备资质的人员组成的质量与安全管理小组负责质量与安全管理工作。	【C】 1.由科主任和具备资质的人员组成的质量与安全管理小组负责药学部的质量和安全管理。 2.定期召开质量与安全管理会议，对本部门的质量与安全管理进行研讨，对全院的药学质量与安全进行总结分析，每季度至少一次。
	【B】符合"C"，并 1.对从事质量和安全管理的员工进行质量管理基本知识和基本技能培训教育。 2.定期向临床科室通报医院临床用药安全的监测结果，提出整改建议。
	【A】符合"B"，并 运用质量管理工具开展药事质量管理改进工作。
4.12.9.2 对药剂科有明确的质量与安全控制指标，科室能开展定期评价活动，解读评价结果，持续改进药事管理工作。	【C】 1.对药学部门有明确的质量与安全控制指标。 2.科室开展定期评价活动。 3.相关人员知晓本部门的质量与安全控制指标要求。
	【B】符合"C"，并 科室每季度对落实质量及安全控制指标进行分析、评价，结合医院药物安全性的监测结果，提出整改措施。
	【A】符合"B"，并 质量持续改进，并有成效。

十三、临床检验管理与持续改进

评审标准	评审要点
4.13.1临床检验部门设置、布局、设备设施符合《医疗机构临床实验室管理办法》，服务项目满足临床诊疗需要，能提供24小时急诊检验服务。	
4.13.1.1 临床检验项目满足临床需要。	【C】 1.按照《医疗机构临床实验室管理办法》的要求，对全院临床实验室集中设置，统一管理，资源共享。 2.开展的检验项目满足临床需要。 3.检验项目具有前沿性，能够保证疑难疾病的诊断。 4.检验项目应覆盖医院各临床科室所诊治的病种。 5.对本院临床诊疗临时需要，而不能提供的特殊检验项目，可委托其他三级甲等医院或省级卫生行政部门许可的机构提供服务，或多院联合开展服务，但应签署医院之间的"委托服务协议"，有质量保证条款。 【B】符合"C"，并 1.每年都有为临床推出新项目目录。 2.微生物检验项目对院内感染控制及合理用药提供充分支持。 【A】符合"B"，并 1.以书面或网络形式定期（至少每季）向临床科室通报细菌耐药情况。 2.至少每半年一次向临床征求对项目设置的合理性意见，持续改进，确保检验项目满足临床需求。
4.13.1.2 能提供24小时急诊检验服务。	【C】 1.能提供24小时急诊检验服务。 2.急诊项目设置充分征求临床科室意见，使检验项目既能满足危急情况下诊断治疗的需求，又不过度浪费急诊资源。 3.明确急诊检验报告时间，临检项目≤30分钟出报告，生化、免疫项目≤2小时出报告。 【B】符合"C"，并 1.检验项目满足危急情况下的诊疗需求，开展必需的常规检查。 2.急诊检验项目在规定时间内报告。 【A】符合"B"，并 1.开展急性心肌梗死标志物、凝血和感染等指标的急诊测定，满足临床危急情况下的诊疗需求。 2.临床各科对开展的急诊检验服务满意。

评审标准	评审要点
4.13.1.3 实施危急值报告制度。	【C】 1.有危急值报告制度与报告流程。 2.根据临床需要，共同制定危急值报告项目和范围。
	【B】符合"C"，并 检验人员熟悉危急值报告项目和范围。
	【A】符合"B"，并 有完整的危急值报告登记资料。
4.13.1.4 检验项目、设备、试剂管理符合现行法律法规及卫生行政部门标准的要求。	【C】 1.检验项目符合卫生行政部门准入范围。 2.检验仪器、试剂三证齐全，符合国家有关部门标准和准入范围。 3.检验收费经过物价部门核准。 4.具有一定的针对突发公共卫生事件的应急检测能力和技术储备。 5.相关人员知晓履职要求。
	【B】符合"C"，并 1.职能部门定期对开展的项目和仪器、试剂管理进行监督检查，对存在的问题及时改进。 2.运用恰当的方法验证，以保证仪器的准确度、精密度、灵敏度、线性范围、干扰及参考范围设定等各项技术参数均能符合临床使用需求。
	【A】符合"B"，并 1.仪器、试剂三证均在有效期内。 2.项目收费规范，无违规收费。
4.13.1.5 有新项目审批及实施流程。	【C】 1.有新项目审批及实施流程。 2.新项目开展应至少包括以下几个步骤： （1）新项目开展前应收集相关的检验资料。 （2）征求相关临床科室专家意见。 （3）评估新项目开展的意义。 （4）评估开展该检验项目所需的人力、设备及空间资源。 （5）核定该项目开展所需的仪器、试剂的三证是否齐全。 （6）核定该项目的收费情况或在卫生与物价行政部门备案情况。
	【B】符合"C"，并 1.有新项目实施后的跟踪，听取临床对新项目设置合理性的意见，改进项目管理制度。 2.有职能部门监管记录。

评审标准	评审要点
	【A】符合"B"，并 新项目开展符合规范，审批资料完整，为提高诊疗质量提供支持。
4.13.2 有实验室安全流程、制度及相应的标准操作流程，遵照实施并记录。	

评审标准	评审要点
4.13.2.1 有实验室安全管理制度和流程。	【C】 1.检验科主任为实验室安全第一责任人。 2.有实验室安全管理制度和流程。严格规定各个场所、各工作流程及不同工作性质人员的安全准则。 3.保存完整的安全记录。 4.开展安全制度与流程管理培训，相关人员知晓本岗位的履职要求。
	【B】符合"C"，并 1.各实验室设置安全员，负责各个场所的安全。 2.保存完整的各项安全相关活动记录。
	【A】符合"B"，并 严格执行安全流程，定期进行安全检查，定期研究安全管理制度，保障实验室安全，各项记录完整。
4.13.2.2 实验室进行生物安全分区并合理安排工作流程以避免交叉污染。	【C】 1.实验室生物安全分区合理，有明确的实验室生物安全等级标志。 2.合理设计工作流程以避免交叉污染。
	【B】符合"C"，并 1.严格按照生物安全要求进出HIV初筛实验室。 2.有职能部门监督检查。
	【A】符合"B"，并 无违规情况。
4.13.2.3 实验室配备充足的安全防护设施。	【C】 1.根据工作人员的不同工作性质，按照行业规范进行充分的个人防护。 2.配备洗眼器、冲淋装置及其他急救设施及耗材，并保证以上设施可正常工作。 3.设立适当的警示标志，对生物安全、防火防爆安全、化学安全等做出充分警示。 4.对相关人员进行培训。

评审标准	评审要点
	【B】符合"C"，并 1.根据实验等级设置个人防护，能够执行。 2.实验室出口处设有专用手部消毒设备。 3.各种设施定期维护，保障正常。
	【A】符合"B"，并 实验室安全防护到位，有实验室工作人员健康档案管理。
4.13.2.4 有消防安全保障。	【C】 1.建立易燃、易爆物品的储存使用制度。 2.设置专门的储藏室、储藏柜。 3.指定专门人员负责实验室的消防安全。 4.定期检查灭火器的有效期。 5.保持安全通道畅通。
	【B】符合"C"，并 1.定期检查各种电器、电路是否存在安全隐患。 2.对消防安全检查中发现的问题，及时整改。
	【A】符合"B"，并 有关人员掌握消防安全知识与基本技能，进行消防演习并持续改进。
4.13.2.5 实验室制定各种传染病职业暴露后的应急预案，并详细记录处理过程。	【C】 1.制定各种传染病职业暴露后的应急预案。 2.相关人员知晓职业暴露的应急措施与处置流程。
	【B】符合"C"，并 对实验室工作人员进行职业暴露的培训及演练,并进行相关记录。
	【A】符合"B"，并 有职业暴露处置登记及随访记录，根据职业暴露的案例分析改进职业暴露管理。
4.13.2.6 实验室制定针对不同情况的消毒措施，并保留各种消	【C】 1.制定针对不同情况的消毒措施并实施。 2.定期监控各种消毒用品的有效性。 3.有对标本溢洒的处理流程。 4.相关人员掌握消毒办法与消毒用品的使用方法。

评审标准	评审要点
记录。定期监控各种消毒用品的有效性。	【B】符合"C"，并 1.保留各种消毒记录，记录完整。 2.定期对消毒用品的有效性进行监测。 3.职能部门定期检查、分析、反馈、整改。
	【A】符合"B"，并 分析监测结果，改进消毒管理。
4.13.2.7 实验室废弃物、废水的处置符合要求。	【C】 1.有明确的责任人，定期检查整改，以保证对人员及环境的危害降至最低。 2.依据相关法律法规要求制定实验室废弃物、废水的处理流程并落实。
	【B】符合"C"，并 实验室废弃物、废水处理登记资料完整，处理规范，无污染事件发生。
	【A】符合"B"，并 职能部门有监管记录，持续改进并有成效。
4.13.2.8 实验室应建立微生物菌种、毒株的管理规定，并安排专人进行监督。	【C】 1.建立微生物菌种、毒株的管理规定与流程。 2.微生物实验室有专人负责菌（毒）种管理。
	【B】符合"C"，并 1.样品收集、取用有相应的过程记录。 2.有相应的应急预案。 3.职能部门有监管记录，有改进措施。
	【A】符合"B"，并 实验室微生物菌种、毒株收集、取用、处理记录完整，无意外事件发生。
4.13.2.9 实验室建立化学危险品的管理制度。	【C】 1.建立化学危险品的管理制度。 2.建立化学危险品清单和安全数据表。 3.指定专门的储存地点，专人管理，对使用情况做详细记录。 4.有化学危险品溢出与暴露的应急预案。 5.相关人员对制度和预案的知晓率达到100%。

评审标准	评审要点
	【B】符合"C",并 有职能部门监管的记录。
	【A】符合"B",并 有根据监管情况,持续改进危险品管理工作。
	4.13.3 由具备临床检验专业资质的人员进行检验质量控制活动,解释检查结果。
4.13.3.1 有明确的临床检验专业技术人员资质要求。	【C】 1.医院明确规定临床检验工作人员的资质与能力要求。从事临床检验工作的专业技术人员应当具有相应的专业学历,并取得相应专业技术职务任职资格。 2.HIV初筛实验室检验人员经培训考核后,持卫生行政管理部门核发的上岗证方可独立工作。 3.大型生化分析仪操作人员经过考核后,持卫生部核发的上岗证上岗。
	【B】符合"C",并 职能部门对HIV初筛实验室、生化室操作人员的资质进行定期审核。
	【A】符合"B",并 科室负责人具备检验专业副高及以上技术职称。
4.13.3.2 不同实验室组织有针对性的上岗、轮岗、定期培训及考核,对通过考核的人员予以适当授权。	【C】 1.不同实验室应组织有针对性的上岗、轮岗、定期培训及考核,对通过考核的人员予以适当授权。 2.选择并授权具有相关资质、经验丰富及较高技术水平和业务能力的人员负责检验全程质量控制工作及结果解释工作。
	【B】符合"C",并 1.对授权工作实行动态管理。 2.有职能部门监督检查,评价培训效果。
	【A】符合"B",并 培训及考核记录完整,有授权人员的定期评价,工作人员无超权限范围操作。
	4.13.4 检验报告及时、准确、规范,严格审核制度。

评审标准	评审要点
4.13.4.1 保证每一项检验结果的准确性。	【C】 实验室应采用量值溯源，校准验证，能力验证或室间质评，实验室间的比对等方式充分保证每一项检验结果的准确性。
	【B】符合"C"，并 开展室内质控与室间质评，保障检验质量。
	【A】符合"B"，并 室内质控与室间质评结果达到质量控制目标。
4.13.4.2 严格执行检验报告双签字制度。	【C】 1.严格执行检验报告双签字制度（急诊除外）。 2.指定经验丰富，技术水平和业务能力较高的人员负责检验报告的审核。
	【B】符合"C"，并 1.审核重点识别分析前阶段由于标本不规范所带来的结果错误。 2.对于识别出的不合格标本，应保留相关记录。 3.制定复检制度并保留相关的复检记录。
	【A】符合"B"，并 有根据审核结果进行整改的措施，改进检验报告质量。
4.13.4.3 检验结果的报告时间能够满足临床诊疗的需求。	【C】 1.严格遵守国家或地方卫生行政管理部门的相关规定，制定明确的检验报告时限（TAT）。 2.定期评估检验结果的报告时间。 3.明确规定"特殊项目"清单。特殊项目的检测，原则上不应超过2周时间；提供预约检测。
	【B】符合"C"，并 1.临检常规项目≤30分钟出报告。 2.生化、免疫常规项目≤1个工作日出报告。 3.微生物常规项目≤4个工作日。 4.时限符合率≥90%。
	【A】符合"B"，并 对存在的问题持续改进，并有成效。

评审标准	评审要点
4.13.4.4 检验报告单格式规范、统一。	【C】 1.检验报告单格式规范、统一，有书写要求。 2.报告单提供中文或中英文对照的检测项目名称。 3.检验报告单采用国际单位或权威学术机构推荐的单位，并提供参考范围。 4.检验报告单包含充分的患者信息以及标本类型、样本采集时间、结果报告时间。 5.有双签字。
	【B】符合"C"，并 1.科室有专门人员进行定期自查、反馈、整改。 2.有职能部门监督检查、反馈，落实整改措施。
	【A】符合"B"，并 检验报告合格率达到100%。
4.13.5 有试剂与校准品管理规定，保证检验结果准确合法。	
4.13.5.1 有管理试剂与校准品管理制度，保证检验结果准确合法。	【C】 1.有试剂与校准品管理的相关制度。 2.专人管理，有明确的岗位职责。
	【B】符合"C"，并 1.试剂与校准品全部符合法规规定的标准。 2.医院统一采购，途径合法。 3.使用登记制度。
	【A】符合"B"，并 1.试剂全部符合国家标准，获得相应的批准文号。 2.无因试剂和校准品管理问题影响检验结果准确性的情况发生。
4.13.6 为临床医师提供合理使用实验室信息的服务。	
4.13.6.1 实验室与临床建立有效的沟通方式。	【C】 1.实验室与临床建立有效沟通机制，通过多种形式和途径（如电话或网络等），及时接受临床咨询。 2.实验室通过有效的途径（如参与临床查房、现场宣讲、提供网络资料等）宣传新项目的用途，解答临床对结果的疑问。

评审标准	评审要点
4.13.6.1 实验室与临床建立有效的沟通方式。	【B】符合"C",并 定期对咨询情况和沟通信息进行总结分析,针对共性问题,开展培训。 【A】符合"B",并 建立检验与临床的科间协调会议制度,每年2次,共同改进检验工作质量和服务质量。

4.13.7 科主任与具备资质的质量控制人员组成团队,能够用质量与安全管理核心制度、岗位职责与质量安全指标,落实全面质量管理与改进制度,开展室内质控、参加室间质评;对床旁检验项目按规定进行严格比对和质量控制。

评审标准	评审要点
4.13.7.1 由科主任与具备资质的质量控制人员组成质量与安全管理小组,制定质量与安全管理计划和质量控制指标,开展质量管理工作。	【C】 1.由科主任与具备资质的质量控制人员组成质量与安全管理小组,组成人员结构合理,可覆盖各实验室,有明确的职责。 2.有质量与安全管理工作计划并组织实施。 3.建立质量体系文件,包括质量手册、程序文件、标准操作规程和记录表格等。 4.有质量与安全监控指标,并定期进行量化评估。 5.相关人员知晓本岗位的履职要求。 【B】符合"C",并 质量体系完整,质量与安全监控指标覆盖全面,能监控分析前、中、后的关键流程。 【A】符合"B",并 有质量与安全管理的完整资料,体现持续改进的成效。
4.13.7.2 有完整的标本采集运输指南,交接规范,有检验回报时间控制等相关制度。	【C】 1.实验室与护理部、医院感染控制部门共同制定完整的标本采集运输指南,临床相关工作人员可以方便获取。 2.实验室有明确的标本接收、拒收标准与流程,保留标本接收和拒收的记录。 3.对标本能全程跟踪,检验结果回报时间(TAT)明确可查。 4.标本处理和保存有专人负责,标本废弃有记录,储存标本冰箱有24小时温度监控。 5.对临床相关人员进行定期培训。

评审标准	评审要点
	【B】符合 "C"，并 1.实验室与护理部、医院感染管理部门有监管流程与记录。 2.根据监管情况，针对存在的问题有落实整改措施。
	【A】符合 "B"，并 1.标本采集、运送规范，标本合格率≥95%。 2.标本交接记录完整，标本保存符合规范。
4.13.7.3 常规开展室内质控。	【C】 1.室内质控覆盖实验室全部检测项目及不同标本类型。 2.保证每检测批次至少有1次室内质控结果。 3.制定实验室室内质控规则。 4.室内质控报告有负责人签字。 5.室内质控重点项目： （1）临床化学、免疫学、血液学和凝血试验的质量控制流程。 （2）细菌、分枝杆菌和真菌检测的质量控制流程。 （3）尿液分析和临床显微镜检查的质量控制流程。 （4）采用质量控制，鉴别病毒鉴定试验中的错误检验结果。 （5）对未知标本进行血清学检测时，须同时进行已知滴度的血清阳性质控和阴性质控。
	【B】符合 "C"，并 1.定期评估室内质控的各项参数及失控率。 2.有效处理失控，应详细分析失控原因，制定处理方法及评估临床影响，提出预防措施。
	【A】符合 "B"，并 室内质控文件齐全，记录完整。根据失控原因分析，持续改进检验质量。
4.13.7.4 参加室间质评或能力验证计划的检测。	【C】 1.室间质评或能力验证应覆盖实验室内全部检测项目及不同标本类型。 2.明确列出无法提供相应评价计划的项目的目录/清单。 3.对无法提供相应评价计划的项目，应有替代评估方案。
	【B】符合 "C"，并 参加省级室间质量评价计划或能力验证计划的检测。

评审标准	评审要点
	【A】符合"B"，并 参加国家室间质量评价计划或能力验证计划的检测。
4.13.7.5 保证检测系统的完整性和有效性。	【C】 1.制定并严格执行临床检验项目标准操作规程和检验仪器的标准操作、维护规程。 2.使用的仪器、试剂和耗材应当符合国家有关规定。 3.对需要校准的检验仪器、检验项目和对临床检验结果有影响的辅助设备定期进行校准。
	【B】符合"C"，并 1.有专人负责仪器设备保养、维护与管理。 2.有定期校准、维修维护记录。
	【A】符合"B"，并 仪器设备规范操作合格率达100%。
4.13.7.6 所有POCT项目均应开展室内质控，并参加室间质评。	【C】 规定对所有POCT项目开展室内质控，并参加室间质评。
	【B】符合"C"，并 1.定期对POCT结果进行比对，并包括大型仪器检测结果与各POCT点之间的比对，并明确比对的允许偏倚。 2.对超出允许范围的，应及时进行校准和纠正，有工作记录。
	【A】符合"B"，并 POCT项目比对达到100%。
4.13.7.7 实验室信息管理完善。	【C】 1.建立实验室信息管理系统，与医院信息系统联网。 2.实验室信息管理系统贯穿于检验管理全程。
	【B】符合"C"，并 1.提供自助取化验报告单系统。 2.标本使用条形码管理。
	【A】符合"B"，并 实验室数据至少保留3年以上在线查询资料。

十四、职业病危害因素检测检验质量管理与持续改进

评审标准	评审要点
4.14.1.根据《中华人民共和国职业病防治法》规定，职业健康检查、职业病诊断应当提供劳动者工作场所职业病危害因素检测结果等资料。职业病危害因素检测评价室的设置、布局、设备设施符合国家相关法律法规的要求，检测评价项目满足临床诊疗需要。	
4.14.1.1 设置职业病危害因素检测评价部门。（★）	【C】 1.部门、岗位设置合理，职责明确。 2.有固定的从事职业病危害因素检测评价所需的工作场所。工作场所面积不少于300平方米，其中，职业卫生检测现场仪器设备室使用面积不少于60平方米，档案室使用面积不少于40平方米。 3.有健全的内部管理制度和质量保证体系；取得省级以上人民政府行政部门颁发的计量认证证书。 4.取得工作场所职业病危害因素检测甲级资质。
	【B】符合"C"，并 有独立的质量管理部门，质量管理体系运行符合相关要求。
	【A】符合"B"，并 有监督检查及持续性改进措施。
4.14.1.2 配备从事职业病危害因素检测评价的工作人员。	【C】 1.熟悉相关法律、法规、标准和规范以及本单位质量管理体系文件。 2.技术负责人和质量负责人应当熟悉本专业业务，不得外聘，具有相关专业高级技术职称，从事相关专业工作10年以上，并经培训合格取得相关部门颁发的个人资质证书。 3.应当具有不少于10名经培训合格的专职技术人员，不得外聘，其中高级技术职称的专业技术人员不少于3名；中级以上技术职称或相关专业硕士以上学历的专业技术人员不少于专业技术人员总数的50%。
	【B】符合"C"，并 1.技术负责人和质量负责人应从事相关专业工作15年以上。 2.应当具有不少于15名经培训合格的专职技术人员，其中高级技术职称的专业技术人员不少于5名。
	【A】符合"B"，并 有人员定期培训制度及持续性改进措施。

评审标准	评审要点
4.14.1.3 配置职业病危害因素检测评价仪器设备。	【C】 1.具有所必需的仪器设备（见附录1）。 2.仪器设备的种类、数量、性能、量程、精度应当满足工作的需要，且运行良好。 3.仪器设备应当定期进行计量检定或校准，并贴有相应状态的标志。无计量检定规程的仪器设备，应当有相应校验方法并进行定期校验。仪器设备应当有完整的操作规程。 4.仪器设备室应当布局合理，有健全的管理制度，配有必要的防污染、防火、控制进入等安全措施。
	【B】符合"C"，并 仪器设备达到附录2的要求。
	【A】符合"B"，并 有监督检查及持续性改进措施。
4.14.1.4 职业病危害因素检测评价项目满足临床诊疗需要。	【C】 1.职业病危害因素检测评价科室的设置应符合国家相关法律法规的要求，统一管理，资源共享。 2.开展检测项目满足临床诊疗需要，检测项目应符合附表3的要求，符合率≥70%，其中重点项目应100%符合。 3.检测项目须通过计量认证，相关设备按要求进行计量检定和校准。
	【B】符合"C"，并 检测项目应符合附录3的要求，符合率≥80%，其中重点项目应100%符合。
	【A】符合"B"，并 有监督检查及持续性改进措施。
4.14.1.5 有完整的样本采集运输指南，交接规范，有检验回报时间控制等相关制度。	【C】 1具有完整的样本采集运输指南，临床相关工作人员可以方便获取。 2.有明确的标本接收、拒收标准与流程，保留样本接收和拒收的记录。 3.对样本能全程跟踪，检验结果回报时间明确可查。 4.样本处理和保存专人负责，样本废弃有记录。 5.对相关人员进行定期培训、考核。

评审标准	评审要点
	【B】符合"C",并 实验室与质控部门有监管流程与记录。
	【A】符合"B",并 根据监管情况,针对存在问题落实整改措施。
4.14.1.6 有职业病危害因素检测评价质量管理控制体系。(★)	【C】 1.有完善的质量管理体系文件(包括质量管理手册、程序文件、作业指导书、记录表格),并严格进行质量控制。 2.有完整的现场调查及记录,如实记录现场采样时的工况条件,并在采样点进行拍照或摄影留证。 3.原始记录不得随意涂改,需要对某个数据更正时,应按要求划改。 4.现场采样原始记录应实时填写,并经检测单位陪同人签字确认。原始记录需要誊写的,原件不得销毁,须与誊写件一并保存。 5.应当为检测样品建立唯一识别系统和状态标志。应当编制有关样品采集、接收、流转、保存和安全处置的书面程序。 6.应当有与开展职业病危害因素检测评价相适应的经费保障措施。 7.为专业技术人员提供必需的劳动防护用品,并根据所申请的业务范围对专业技术人员进行安全培训。
	【B】符合"C",并 1.每年进行一次实验质量内部审核及管理评审。 2.档案管理规范有序。
	【A】符合"B",并 有监督检查及持续性改进措施。

十五、理化检验质量管理与持续改进

评审标准	评审要点
4.15.1.根据《中华人民共和国职业病防治法》规定，职业健康检查、职业病诊断、鉴定应当提供劳动者工作场所职业病危害因素检测结果等资料。理化检验室的设置、布局、设备设施符合国家相关法律法规的要求，检验项目满足临床诊疗需要。	
4.15.1.1 设置理化检验部门。	【C】 1.部门、岗位设置合理，职责明确。 2.有固定的从事理化检验所需的工作场所。工作场所面积不少于400平方米，其中，实验室使用面积不少于300平方米，档案室使用面积不少于40平方米。 3.有健全的内部管理制度和质量保证体系，取得省级以上人民政府行政部门颁发的计量认证证书。 4.取得工作场所职业病危害因素检测甲级资质。
	【B】符合"C"，并 有独立的质量管理部门，质量管理体系运行符合相关要求。
	【A】符合"B"，并 有监督检查及持续性改进措施。
4.15.1.2 配备从事理化检验的工作人员。（★）	【C】 1.熟悉相关法律、法规、标准和规范以及本单位质量管理体系文件。 2.技术负责人和质量负责人应当熟悉本专业业务，不得外聘，具有相关专业高级技术职称，从事相关专业工作10年以上，并经培训合格取得相关部门颁发的个人资质证书。 3.应当具有不少于8名经培训合格的专职技术人员，不得外聘，其中高级技术职称的专业技术人员不少于1名；中级以上技术职称或相关专业硕士以上学历的专业技术人员不少于专业技术人员总数的50%。
	【B】符合"C"，并 1.技术负责人和质量负责人应从事相关专业工作15年以上。 2.应当具有不少于10名经培训合格的专职技术人员，其中高级技术职称的专业技术人员不少于2名。
	【A】符合"B"，并 有人员定期培训及持续性改进措施。

评审标准	评审要点
4.15.1.3 配置理化检验 仪器设备。	【C】 1.具有所必需的仪器设备（见附录4）。 2.仪器设备的种类、数量、性能、量程、精度应当满足工作的需要，且运行良好。 3.仪器设备应当定期进行计量检定或校准，并贴有相应状态的标志。无计量检定规程的仪器设备，应当有相应校验方法并进行定期校验。仪器设备应当有完整的操作规程。 4.实验室应当布局合理，有健全的管理制度，配有必要的防污染、防火、控制进入等安全措施。
	【B】符合"C"，并 仪器设备达到附录5的要求。
	【A】符合"B"，并 有监督检查及持续性改进措施。
4.15.1.4 理化检验项目 满足临床诊疗 需要。	【C】 1.理化检验科室的设置应符合国家相关法律法规的要求，统一管理，资源共享。 2.开展检测项目满足临床诊疗需要，检测项目应符合附录6的要求，符合率≥70%，其中重点项目应100%符合。 3.检测项目须通过计量认证，相关设备按要求进行计量检定和校准。
	【B】符合"C"，并 检测项目应符合附录6的要求，符合率≥80%，其中重点项目应100%符合。
	【A】符合"B"，并 有监督检查及持续性改进措施。
4.15.1.5 有完整的样本 采集运输指 南，交接规范， 有检验回报时 间控制等相关 制度。	【C】 1.具有完整的样本采集运输指南，临床相关工作人员可以方便获取。 2.有明确的标本接收、拒收标准与流程，保留样本接收和拒收的记录。 3.对样本能全程跟踪，检验结果回报时间明确可查。 4.样本处理和保存由专人负责，样本废弃有记录。 5.对相关人员进行定期培训、考核。

评审标准	评审要点
	【B】符合"C"，并 实验室与质控部门有监管流程与记录。
	【A】符合"B"，并 根据监管情况，落实整改有成效。
4.15.1.6 有理化检验质量管理控制体系。（★）	【C】 1.有完善的质量管理体系文件（包括质量管理手册、程序文件、作业指导书、记录表格），并严格进行质量控制。 2.应当按要求对检测场所的温度、湿度等环境条件进行有效、准确的测量并记录。 3.原始记录不得随意涂改，需要对某个数据更正时，应按要求划改；原始记录需要誊写的，原件不得销毁，须与誊写件一并保存。 4.应当为检测样品建立唯一识别系统和状态标志。样品接收、流转各环节均应受控；样品交接记录、样品标签及包装应完整。 5.标准物质、标准溶液、化学试剂及实验用水等应满足检测方法要求，使用、配制、标示和记录应符合标准和规范要求。 6.应当有与其开展理化检验相适应的经费保障措施。 7.为专业技术人员提供必需的劳动防护用品，并根据所申请的业务范围对专业技术人员进行安全培训。
	【B】符合"C"，并 1.每年进行一次实验质量内部审核及管理评审。 2.档案管理规范有序。 3.每年均参加实验室间比对或能力验证等外部质量控制检测，结果合格。
	【A】符合"B"，并 有监督检查及持续性改进措施。

十六、化学品毒性检测质量管理与持续改进

评审标准	评审要点
4.16.1依据《中华人民共和国职业病防治法》第四十七条、第四十九条，职业病诊断应当提供病人接触的职业性化学品种类以及相应的毒性资料，作为职业病诊断、鉴定的依据。毒性检测室的设置、布局、设备设施符合《化学品毒性鉴定机构管理规范》等法律法规，服务项目满足临床诊疗需要。	
4.16.1.1 能提供化学品毒性一至三阶段检测项目。（★）	【C】 1.按照《化学品毒性鉴定机构管理规范》的要求，部门、岗位设置合理，职责明确。 2.开展检测项目具有科学性，能够满足临床及科研需要。 3.实验能力应涵盖化学品毒性检测一至三阶段（附录7）。 【B】符合"C"，并 1.有完整的质量控制体系并开展工作。 2.检测人员熟悉相关标准、规范。 【A】符合"B"，并 1.能够开展人外周血淋巴细胞微核实验、人外周血淋巴细胞染色体畸变实验。 2.持续改进有成效。
4.16.1.2 化学品毒性检测设施、设备符合现行法律法规及相关行政部门标准的要求。	【C】 1.具有SPF级屏障设施及《实验动物使用许可证》，相关机构每年应进行一次屏障设施环境检测并达标。 2.具有Ames实验室、细胞培养室、动物解剖室、样品称量室、样品储存室。 3.具有开展相关检测项目的仪器设备。 【B】符合"C"，并 1.各实验室有专门负责人，并定期对设施进行维护，有记录。 2.具有分子生物学实验室及相关仪器设备。 【A】符合"B"，并 有监督检查及持续改进措施。
4.16.2有实验室安全流程、制度及相应的标准操作流程，遵照实施并记录。	

评审标准	评审要点
4.16.2.1 有实验室安全管理制度和流程。	【C】 1.毒性检测科主任为实验室安全第一责任人。 2.实验室布局分区合理，有明确的实验室分区标识。各实验室设置安全员，负责各个场所的安全。 3.有实验室安全管理制度和流程，有实验室控制进出记录。保存完整的安全记录。 4.开展安全制度与流程管理培训，相关人员知晓本岗位的履职要求。 5.保存完整的安全检查记录。
	【B】符合"C"，并 严格执行安全规程，相关部门定期进行安全检查，保障实验室安全，各项记录完整。
	【A】符合"B"，并 定期进行监督检查并有持续性改进。
4.16.2.2 实验室配置充分的安全防护设施。	【C】 1.根据工作人员的不同工作性质，按照行业规范进行充分的个人防护。 2.配备洗眼器及急救箱。 3.设立适当的警示标志，对生物安全、防火防爆安全、化学安全等作出充分警示。
	【B】符合"C"，并 1.各种设施定期维护，保障正常运行。 2.屏障设施设有专用消毒设备。
	【A】符合"B"，并 有实验室工作人员健康档案管理制度。
4.16.2.3 有消防安全保障。	【C】 1.消防管理制度及流程。 2.实验室消防用具放置合理。 3.指定专门人员负责实验室的消防安全。 4.定期检查灭火器的有效期。 5.保持安全通道畅通。

评审标准	评审要点
	【B】符合"C",并 1.定期检查各种电器、电路是否存在安全隐患。 2.有关人员掌握消防安全知识与基本技能。
	【A】符合"B",并 对消防安全检查发现的问题,及时整改并有成效。
4.16.2.4 实验室制定针对不同情况的消毒措施,并保留各种消毒记录。定期监控各种消毒用品的有效性。	【C】 1.实验室有相应的消毒管理规定及措施。 2.定期监控各种消毒用品的有效性。 3.相关人员掌握消毒办法与消毒用品的使用。 4.保留各种消毒记录,记录完整。
	【B】符合"C",并 相关职能部门定期监督检查。
	【A】符合"B",并 持续改进有成效。
4.16.2.5 实验室废弃物的处置符合要求。	【C】 1.依据相关法律法规要求,制定实验室废弃物的处理流程。 2.实验室废弃物的处理有专人负责,有指定的废弃物处置机构。
	【B】符合"C",并 实验室废弃物等处理登记资料完整,无污染事件发生。
	【A】符合"B",并 职能部门有监管记录,持续改进并有成效。
4.16.2.6 实验室建立化学品管理制度。	【C】 1.建立化学品的管理制度。 2.有专门的储存地点,专人管理,对使用情况做详细记录。 3.有对化学品溢出与暴露的应急预案。
	【B】符合"C",并 相关人员熟知有关制度和预案。
	【A】符合"B",并 职能部门有监管记录。
4.16.3检测报告及时、准确、规范,严格审核制度。	

评审标准	评审要点
4.16.3.1 检测报告格式规范、统一。严格执行检测报告签字制度。	【C】 1.检测报告单格式规范、统一。 2.有检测报告签字制度。 3.指定经验丰富、技术水平和业务能力较高的人员负责检测报告的审核。
	【B】符合"C",并 1.科室有专门人员定期进行自查、反馈、整改。 2.检测报告副本及时归档。
	【A】符合"B",并 检验报告合格率达到100%。
4.16.3.2 严格执行检测报告时限制度。	【C】 1.制定明确的检测报告时限。 2.定期评估检测结果的报告时限。
	【B】符合"C",并 检测报告时限符合率≥90%。
	【A】符合"B",并 对存在的问题持续改进并有成效。
4.16.4 实验室组织有针对性的上岗培训及考核,为临床医师提供合理使用实验室信息的服务。	
4.16.4.1 实验室组织有针对性的上岗培训及考核,对通过考核的人员予以适当授权。	【C】 1.实验室应组织有针对性的上岗、定期培训及考核,对通过考核的人员予以适当授权,培训及考核记录完整。 2.选择并授权具有相关资质、经验丰富及较高技术水平和业务能力的人员负责检验全程质量控制工作及结果解释工作。
	【B】符合"C",并 对培训及考核的内容进行评价并及时总结。
	【A】符合"B",并 有职能部门监督检查,并有持续性改进措施。

评审标准	评审要点
4.16.4.2 实验室与临床建立有效的沟通方式。	【C】 实验室与临床建立有效沟通机制，通过多种形式和途径（如电话或网络等），及时接受临床咨询。
	【B】符合"C"，并 实验室通过有效的途径（如参与临床查房、提供网络资料等），解答临床对结果的疑问。
	【A】符合"B"，并 对存在的问题持续改进有成效。
4.16.5 科主任与具备资质的质量控制人员组成团队，能够用质量与安全管理核心制度、岗位职责与质量安全指标，落实全面质量管理与改进制度，开展室内质控和体系质量控制。	
4.16.5.1 由科主任与具备资质的质量控制人员组成质量与安全管理小组，制定质量与安全管理计划和质量控制指标，开展质量管理工作。（★）	【C】 1.由科主任与具备资质的质量控制人员组成质量与安全管理小组，组成人员结构合理，可覆盖各实验室，有明确的职责。 2.制定年度质量工作计划并组织实施。 3.建立质量体系文件，包括质量手册、程序文件、标准操作规程和记录表格等。
	【B】符合"C"，并 相关人员知晓本岗位的履职要求。
	【A】符合"B"，并 有质量与安全管理小组工作总结及分析报告,持续改进并有成效。
4.16.5.2 常规开展实验室质控。	【C】 1.制定实验室室内质控制度。 2.科室质控文件齐全，记录完整。 3.科室质控报告有负责人签字。 4.定期评估室内质控效果（提供质控评估报告）。
	【B】符合"C"，并 1.按照相关部门要求，定期开展实验室外部质控。 2.根据质控结果，持续改进科室质控质量。
	【A】符合"B"，并 持续改进并有成效。

评审标准	评审要点
4.16.5.3 保证检测系统的完整性和有效性。	【C】 1.制定并严格执行检测项目的标准操作规程和检测仪器的标准操作、维护规程。 2.对需要校准的检测仪器、检测项目和对检测结果有影响的辅助设备定期进行校准。
	【B】符合"C",并 1.有专人负责仪器设备保养、维护与管理。 2.有定期校准、维修维护记录。
	【A】符合"B",并 有监督检查,并持续改进。

十七、医学影像管理与持续改进

评审标准	评审要点
4.17.1 医学影像(普通放射、CT、超声等)部门设置,布局,设备设施符合《放射诊疗管理规定》,服务项目满足临床诊疗需要,提供24小时急诊影像服务。	
4.17.1.1 医学影像科通过医疗机构执业诊疗科目许可登记,符合《放射诊疗管理规定》,取得《放射诊疗许可证》,提供诊疗服务满足临床需要。	【C】 1.医学影像科通过医疗机构执业诊疗科目许可登记,符合《放射诊疗管理规定》,取得《放射诊疗许可证》。 2.提供医学影像服务项目与医院功能任务一致,能满足临床需要。 3.X线摄影、超声检查提供24小时的急诊检查服务。
	【B】符合"C",并 1.有明确的服务项目、时限规定并公示,普通项目当日完成检查并出具报告,能遵循执行。 2.CT提供24小时的急诊检查服务。 3.提供外院影像资料会诊服务。
	【A】符合"B",并 1.各类影像检查统一编码,实现患者一人一个唯一编码管理。 2.有完善的PACS系统,至少具备3年信息查询,3年以上离线存储功能。

评审标准	评审要点
4.17.1.2 根据医院规模和任务配备医疗技术人员，人员梯队结构合理。	【C】 1.医师、技术人员配备符合相关规范，满足工作需要。 2.各级各类人员具有相应资质和执业资格。
	【B】符合"C"，并 1.根据医院功能任务与设备的种类设若干专业组，由具备副高以上专业技术职称人员负责。 2.各专业组齐全、设置合理，人员梯队结构合理。
	【A】符合"B"，并 科主任具备副主任医师以上专业技术任职资格，有较强的学术影响力。
4.17.1.3 科室有必要的紧急意外抢救用的药品器材，相关人员具备紧急抢救能力，有与临床科室紧急呼救与支援的机制与流程。	【C】 科室有紧急意外抢救预案，有必要的紧急意外抢救用的药品器材。
	【B】符合"C"，并 1.科室人员熟悉紧急意外抢救预案流程，相关人员经过培训，具备紧急抢救的能力。 2.有与临床科室紧急呼救与支援的机制与流程。
	【A】符合"B"，并 1.科室指定专人负责应急管理，有演练，急救药品器材具有可及性和质量保证。 2.患者发生紧急意外事件时能够迅速开展紧急抢救，并对抢救过程有记录和讨论。
4.17.2建立规章制度，落实岗位职责，执行技术操作规范，提供规范服务，保护患者隐私，实行质量控制，定期进行图像质量评价。	
4.17.2.1 建立健全各项规章制度和技术操作规范，落实岗位职责，开展质量控制。	【C】 1.建立各项规章制度和技术操作规范。 2.有各级各类人员岗位职责。 3.有质量控制指标。
	【B】符合"C"，并 员工知晓各项规章制度和本人岗位职责，掌握岗位相关的技术操作规范，并能够认真遵守和执行。

评审标准	评审要点
	【A】符合"B",并 根据国家相关要求和工作需要,及时对各项规章制度、岗位职责和技术操作规范进行完善和修订。
4.17.2.2 定期校正放射诊疗仪器及其相关设备,技术指标和安全、防护性能,并符合有关标准与要求。	【C】 定期对放射诊疗仪器及其相关设备进行校正和维护,技术指标和安全、防护性能符合有关标准与要求。
	【B】符合"C",并 1.有专职人员负责对设备进行定期校正和维护,并有记录。 2.每件设备的定期校正和维护均落实到人。
	【A】符合"B",并 设备运行完好率在95%以上。
4.17.2.3 采用多种形式,开展图像质量评价活动。	【C】 采取多种形式,开展图像质量评价活动。
	【B】符合"C",并 1.有图像质量评价小组,定期对图像质量进行评价。 2.将图像质量评价的结果纳入对部门服务质量与相关人员技术能力评价的内容。
	【A】符合"B",并 有评价结果分析与持续改进措施,提高影像图像质量。
4.17.3 提供规范的医学影像诊断报告,有审核制度,有疑难病例分析与读片制度和重点病例随访与反馈制度。	
4.17.3.1 医学影像诊断报告及时、规范,有审核制度与流程。	【C】 1.科室诊断报告书写规范,具有审核制度与流程。 2.影像报告由具备资质的医学影像诊断专业医师出具。 3.有提供影像报告时限要求。 4.每份报告书有精确的报告时间,普通报告精确到"时",急诊报告精确到"分"。 5.诊断报告按照流程进行审核,有审核医师签名。

评审标准	评审要点
	【B】符合"C",并 1.科室每月对诊断报告质量进行检查,总结分析,落实改进措施。 2.PACS系统能为影像诊断提供诊断格式、流程以及审核、质量监管支持。 3.有报告质量控制措施和记录。
	【A】符合"B",并 职能部门有监督检查,追踪评价的职责,结果纳入对科室服务质量与诊断医师技术能力评价的内容。
4.17.3.2 有重点病例随访与反馈制度,有疑难病例分析与读片会。	【C】 1.有重点病例随访与反馈相关制度。 2.有专人负责并定期召开疑难病例分析与读片会。 3.疑难病例分析与读片会由科主任或副主任医师以上人员主持。
	【B】符合"C",并 有重点病历随访与反馈、疑难病例分析读片会的完整资料。
	【A】符合"B",并 1.通过重点病例随访分析评价,改进诊断工作,提高诊断质量。 2.疑难病例分析与读片会参加人员覆盖科室80%的人员。 3.定期参加临床综合会诊、教学和科研活动。
4.17.4有医学影像设备定期检测、环境保护、受检者防护及工作人员职业健康防护等相关制度,遵照实施并记录。	
4.17.4.1 有医学影像设备定期检测、放射安全管理等相关制度,医学影像科通过环境评估。	【C】 1.有放射安全管理相关制度与落实措施。 2.有医学影像设备、场所定期检测制度与落实措施。 3.在影像检查室门口设置电离辐射警告标志。 4.医学影像科通过环境评估。
	【B】符合"C",并 1.有放射设备、场所的定期检测报告并对超过标准的设备或场所及时处理的完整资料。 2.有医学影像科通过环境评估的环评报告。 3.有专人负责安全管理工作。 4.有落实相关制度的具体措施。

评审标准	评审要点
	【A】符合"B",并 有专人负责安全管理工作,至少每季度有一次常规安全检查,并根据检查结果持续改进安全管理。
4.17.4.2 有受检者和工作人员防护措施。	【C】 1.有完整的放射防护器材与个人防护用品,保障医患防护需要。 2.有受检者的防护措施,对受检者敏感器官和组织进行屏蔽防护。 3.影像科人员按照规定佩戴个人放射剂量计。 4.影像科人员按照规定每年进行健康检查。
	【B】符合"C",并 1.影像检查前医务人员主动告知辐射对健康的影响,指导受检者进行防护。 2.有对新员工进行放射防护器材及个人防护用品使用方法的培训。 3.有专人负责对放射剂量计进行收集、发放和监测结果反馈、登记工作。 4.有放射剂量监测数据分析和针对超标原因的改进措施。
	【A】符合"B",并 1.有对员工定期进行放射安全防护培训的证书或资料。 2.有完整的放射人员放射防护档案与健康档案。 3.无放射安全(不良)事件。
4.17.4.3 制定放射安全事件应急预案并组织演练。	【C】 1.有放射安全事件应急预案。 2.有对辐射损伤的具体处置流程和规范。 3.各相关科室和人员熟悉应急预案、相关流程以及本部门、本科室和本人职责。
	【B】符合"C",并 对于放射安全事件应急预案进行综合演练。
	【A】符合"B",并 有演练或安全事件的总结分析,有整改措施并组织落实。

评审标准	评审要点
4.17.5科主任与具备资质的质量控制人员组成质量与安全管理团队，能够用质量与安全管理核心制度、岗位职责与质量安全指标，落实全面质量管理与改进制度，按规定开展质量控制活动，并有记录。	
4.17.5.1 有科室质量与安全管理小组，能够用质量管理工具，开展质量与安全管理，持续改进科室医疗质量。	【C】 1.由科主任与具备资质的质量控制人员组成科室质量与安全管理小组。 2.由科室质量管理员负责本科室的质量与安全管理具体工作。 3.有质量与安全管理工作方案，教育、培训计划，质量与安全指标。 4.有质量控制相关的规章制度、岗位职责、技术规范、操作常规。 5.有医疗安全（不良）事件报告。 6.有医疗差错事故的防范措施与报告、检查、处置规范和流程。
	【B】符合"C"，并 1.根据工作方案，开展质量与安全管理，落实相关措施，有完整的工作资料。 2.有大型影像设备检查阳性率统计与分析，大型X线设备检查阳性率≥60%，CT检查阳性率≥70%。
	【A】符合"B"，并 1.科室质量与安全管理小组能运用质量管理工具开展质量与安全管理，能够持续改进。 2.质量与安全管理考核结果应用于对科室和个人考核。

十八、医院感染管理与持续改进

评审标准	评审要点
4.18.1 有医院感染管理组织，医院感染控制活动符合《医院感染管理办法》等规章要求，并与医院功能和任务及临床工作相匹配。	
4.18.1.1 依据《医院感染管理办法》建立医院感染管理组织，负责医院感染管理工作。	【C】 1.有医院感染管理部门,配备专职人员,负责医院感染管理工作,负责人为副高及以上专业技术职称。 2.有医院感染管理委员会。至少每年召开两次工作会议,有会议记录或会议简报。 3.科室有兼职的医院感染管理质量控制人员。 4.有上述组织的工作制度与职责。 5.医院感染管理纳入医院总体工作规划和质量与安全管理目标。并依据上级部门与医院感染的有关要求，制定工作实施计划并落实。 6.相关人员知晓本部门、本岗位职责并履行。 【B】符合"C"，并 1.有对院科两级医院感染管理组织工作及制度落实情况的监督检查，定期召开专题会议，对感染管理现状进行分析，对存在问题有反馈及改进措施。 2.对上级主管部门检查中发现的问题，及时整改，并调整完善工作计划和内容。 【A】符合"B"，并 1.院科两级医院感染组织机构健全，人员配置满足临床需求。 2.无重大医院感染责任事件。
4.18.1.2 有相应的规章制度，将医院感染的预防与控制贯穿于所有医疗服务中。	【C】 1.有根据相关法律法规不断修订和完善医院感染的预防、控制规章制度和工作规范。 2.有针对医院所有医疗活动和工作流程而制定的预防和控制医院感染具体措施，并落实。 3.医院感染管理相关人员熟知相关制度、工作流程及所管辖部门的院感特点。 4.全体员工熟知本部门、本岗位有关医院感染管理相关制度及要求，并执行。

评审标准	评审要点
	【B】符合"C"，并 1.职能部门有计划和相关制度对科室医院感染管理工作进行指导，保障医院感染管理工作落实。 2.院科两级医院感染管理组织对相关制度落实情况有监督检查，对发现的问题及缺陷及时反馈，有持续改进措施。
	【A】符合"B"，并 持续改进，并有成效，两年内无重大院内感染暴发责任事件。
4.18.2 开展医院感染防控知识的培训与教育。	
4.18.2.1 有医院感染管理培训计划、培训大纲和培训教材，实施全员培训。	【C】 1.有针对各级各类人员制定的医院感染管理培训计划、培训大纲和培训教材。 2.培训责任部门根据不同人员设计相关知识与技能等培训内容，并有考核。 3.相关人员掌握相关知识与技能。
	【B】符合"C"，并 1.落实培训计划，有完善的培训、考试及考核管理制度，相关资料完整。 2.鼓励将培训及考核成绩纳入个人绩效考核评价中。
	【A】符合"B"，并 对培训效果进行追踪与成效评价，培训后医务人员的医院感染预防与控制知识与技能达到岗位要求。
4.18.3 按照《医院感染监测规范》，监测重点环节、重点人群与高危险因素，采用监控指标管理，控制并降低医院感染风险。	
4.18.3.1 医院感染专职人员和监测设施配备符合要求，开展目标性监测、全院综合性监测。	【C】 1.医院感染管理专职人员和监测设施配备符合要求。 2.有医院监测计划和目标性监测，监测的目录/清单范围符合《医院感染监测规范》要求。 3.每年开展现患率调查，调查方法规范。 4.科室能按照制度和流程，监测《医院感染监测规范》中要求的全部项目，并有记录。 5.医院感染监控覆盖全部医院感染监测项目及不同标本类型。

评审标准	评审要点
	【B】符合"C"，并 1.有医院感染监测记录与分析报告，有失控原因、处理方法及影响程度分析，提出预防及改进措施。 2.职能部门对数据来源、数据真实性和可靠性进行追踪和分析、总结与反馈，对存在的问题进行督促整改。
	【A】符合"B"，并 医院信息系统能够提供对医院感染危险因素的监测及分析，其结果对医院感染预防及控制决策提供支持作用，并取得效果。
4.18.3.2 有重点环节、重点人群与高危险因素的监测。对下呼吸道、导尿管相关尿路、血管导管相关血流、皮肤软组织等主要部位感染有具体预防控制措施并实施。（★）	【C】 1.有针对重点环节、重点人群与高危险因素管理与监测计划，并落实。 2.有对感染较高风险的科室与感染控制情况进行风险评估，并制定针对性的控制措施。 3.有对下呼吸道、导尿管相关尿路、血管导管相关血流、皮肤软组织等主要部位感染的预防控制的相关制度与措施，并落实。
	【B】符合"C"，并 1.科室落实自查情况及存在问题总结、分析、报告机制，有改进措施。 2.职能部门对科室监测情况进行定期核查指导，对存在的问题及时反馈，并提出整改建议。
	【A】符合"B"，并 1.对重点环节、重点人群、主要部位的特殊感染控制有效。 2.医院信息系统定期对重点环节、重点人群与高危险因素监测及分析,满足临床工作需要,对医院决策提供支持作用,并取得效果。
	【C】 1.有医院感染暴发的报告流程与处置预案。 2.有多种形式与渠道，使医务人员和医院感染的相关管理人员及时获得医院感染的信息。 3.有医院感染暴发的报告和处置预案控制的有效措施。 4.根据《医院感染暴发报告及处置管理规范》上报医院感染暴发事件。

评审标准	评审要点
	5.相关人员对医院感染暴发报告流程和处置预案的知晓率达到100%。
	【B】符合"C",并 1.根据医院感染的暴发确定、指挥系统、重点科室、重点人员情况制定各类演练的脚本,并进行演练。 2.有医院感染暴发处置演练效果评价报告,对存在的问题有改进措施,相关资料可查询。 3.有医院感染暴发报告的信息核查机制。
	【A】符合"B",并 1.对医院感染暴发事件上报流程及处置预案及时更新修订。 2.有对存在问题采所取的改进措施和成效进行追踪。
4.18.4执行手卫生规范,实施依从性监管与改进活动。	
4.18.4.1 执行手卫生规范,实施依从性监管。	【C】 1.定期开展手卫生知识与技能的培训,并有记录。 2.手卫生设施种类、数量、安置的位置、手卫生用品等符合《医务人员手卫生规范》要求。 3.医务人员手卫生知识知晓率100%。
	【B】符合"C",并 有院科两级对手卫生规范执行情况的监督检查,有整改措施。
	【A】符合"B",并 医务人员手卫生依从性不断提高,洗手方法正确率≥95%。
4.18.5有多重耐药菌(MDR)医院感染控制管理的规范与程序,实施监管与改进活动。	
4.18.5.1 有多重耐药菌医院感染控制管理规范与程序,实施监管与改进。	【C】 1.针对多重耐药菌医院感染的诊断、监测、预防和控制等各个环节,结合实际工作,制定并落实多重耐药菌感染管理的规章制度和防控措施。 2.有对多重耐药菌进行控制的有效措施,包括手卫生措施、隔离措施、无菌操作、抗菌药物合理使用、清洁与环境消毒的制度等。 3.根据细菌耐药性监测情况,加强对抗菌药物临床应用管理,落实抗菌药物的合理使用。

评审标准	评审要点
	4.有落实耐甲氧西林金黄色葡萄球菌（MRSA）或耐万古霉素肠球菌（VRE）的控制措施。
	【B】符合"C"，并 1.有对多重耐药菌感染患者或定植高危患者的监测，细菌耐药性监测报告及时反馈给医务人员，并方便查询。 2.有职能部门对多重耐药菌医院感染情况的监督检查，根据监管情况采取相应的改进措施。
	【A】符合"B"，并 1.对多重耐药菌医院感染控制有效，抗菌药物使用合理。 2.医院临床微生物实验室能满足临床对多重耐药菌检测及抗菌药物敏感性、耐药模式以及同源性分析的需求。
4.18.5.2 有多部门共同参与的多重耐药菌管理合作机制。	【C】 1.有临床科室、微生物实验室或检验部门、医院感染管理部门等在多重耐药菌管理方面的协作机制，并有具体落实方案。 2.微生物室定期为临床提供耐药菌的趋势与抗菌药物敏感性报告。
	【B】符合"C"，并 1.有医院感染管理部门、微生物实验室（检验部门）、药学部门、临床科室对多种耐药菌管理定期召开联席会的制度，有牵头部门，分工明确，职责清楚。 2.各部门信息通报渠道畅通，有对存在问题进行定期分析、反馈，持续改进的措施。
	【A】符合"B"，并 1.多部门合作机制有效，医院信息系统能够支持相关信息快捷获得。 2.至少每半年向全院公布一次临床常见分离细菌菌株及其药敏情况，包括全院和重点部门多重耐药菌的检出变化情况和感染趋势等。
	【C】 有对临床医务人员和微生物实验室或检验部门的人员进行预防多重耐药菌感染措施的培训制度、培训计划及落实措施。

评审标准	评审要点
4.18.5.3 有预防多重耐药感染措施的培训。	【B】符合"C"，并 有相关人员多重耐药菌感染危险因素、流行病学以及预防与控制措施等知识培训，相关资料可查询。
	【A】符合"B"，并 有对培训效果追踪总结，多重耐药菌感染预防和控制有效。
4.18.6 应用感染管理信息与指标，指导临床合理使用抗菌药物。	
4.18.6.1 有抗菌药物合理使用的管理组织，有管理制度。	【C】 1.有抗菌药物合理使用的管理组织与制度。 2.有抗菌药物分级管理制度及具体措施。 3.有职能部门与相关部门共同监管的协作机制，各部门职责分工明确。 4.开展抗菌药物合理使用的相关知识培训和考核，有记录。 5.相关人员知晓抗菌药物分级使用的原则并落实。
	【B】符合"C"，并 1.有各科室使用抗菌药物的情况并定期公布，并有促进抗菌药物合理使用的考核机制。 2.职能部门对改进情况进行监督检查，并落实，对科室存在问题与缺陷的改进措施的落实情况进行督导。
	【A】符合"B"，并 1.有信息化管理措施，提高管理效率和成效。 2.抗菌药物合理使用管理组织对抗菌药物合理使用有追踪与成效评价，并持续改进，效果明显。
4.18.6.2 有细菌耐药监测及预警机制，各重点部门应了解前五位的医院感染病原微生物名称及耐药率。	【C】 1.有细菌耐药监测及预警机制，并定期（至少每季度）进行反馈。 2.各重点部门了解前五位的医院感染病原微生物名称及耐药率。 3.有临床治疗性使用抗菌药物的微生物送检率的年度统计分析。 4.有临床治疗性使用抗菌药物种类与微生物检测种类的年度统计分析。

评审标准	评审要点
	【B】符合"C"，并 1.有上述细菌耐药监测变化趋势图。 2.职能部门、药事管理组织联合对细菌耐药进行监测和预警，有干预措施。
	【A】符合"B"，并 有多部门对细菌耐药情况联合干预的措施，并有成效。
4.18.7消毒工作符合《医疗机构消毒技术规范》《医院消毒供应中心清洗消毒及灭菌技术操作规范》《医院消毒供应中心清洗消毒及灭菌效果监测标准》的要求；隔离工作符合《医院隔离技术规范》的要求；医务人员能获得并正确使用符合国家标准的消毒与防护用品；重点部门、重点部位的管理符合要求。	
4.18.7.1 根据国家法规，结合医院的具体情况，制定全院和不同部门的消毒与隔离制度。	【C】 1.有全院和重点部门的消毒与隔离工作制度。 2.有对医务人员进行相关知识、消毒与隔离技术的教育与培训，有培训考核记录。 3.有保障重点部门落实消毒与隔离制度（如内镜室、消毒供应中心等）的落实措施，并执行。 4.为医务人员提供合格的防护用品。 5.相关人员知晓上述内容并落实。
	【B】符合"C"，并 1.有多部门与科室协作管理的机制，对消毒与隔离工作存在的问题与缺陷进行分析、总结，提出改进措施。 2.职能部门进行检查、分析、反馈，对存在的问题进行及时整改。
	【A】符合"B"，并 医院消毒与隔离工作制度落实到位，所有医务人员的防护用品符合国家规定。
4.18.7.2 有满足消毒要求的合格设备、设施与消毒剂。	【C】 1.有满足消毒要求的消毒设备、设施与消毒剂。 2.医用耗材、消毒隔离相关产品符合国家的有关要求，证件齐全，质量和来源可追溯。 3.定期对有关设备设施进行检测。 4.定期对消毒剂的浓度、有效性等进行检测。

评审标准	评审要点
	【B】符合"C"，并 职能部门对采购的医用耗材、消毒隔离相关产品质量进行监管，对设备设施及消毒剂检测结果进行定期分析，有总结、反馈，及时整改。
	【A】符合"B"，并 职能部门、药剂科联合对持续改进的情况进行追踪与成效评价，有记录。
4.18.7.3 医院消毒供应中心清洗消毒及灭菌符合规范与标准的要求，有清洗消毒及灭菌效果原始的监测记录与报告。	【C】 1.有医院消毒供应中心清洗消毒及灭菌技术操作的规章制度和工作规范。 2.有对消毒供应中心清洗消毒及灭菌效果进行监测的程序与规范及判定标准。 3.消毒供应中心人员知晓相关规范并执行。
	【B】符合"C"，并 1.消毒供应中心清洗消毒及灭菌效果监测落实到位，有原始监测记录与报告。 2.职能部门对落实情况有监管、评价，对存在的问题与缺陷有改进措施。
	【A】符合"B"，并 1.对消毒供应中心物流情况实行全程信息化管理。 2.消毒供应中心质量达到相关规范，灭菌合格率100%。
4.18.8 医院感染管理组织要监测医院感染危险因素、医院感染率及其变化趋势；根据医院感染风险、医院感染发病率和（或）患病率及其变化趋势改进诊疗流程和医务人员临床实践行为；将医院感染情况与其他医疗机构进行比较；定期反馈并通报医院感染监测结果。	
4.18.8.1 有医院感染监测指标体系，按照《医院感染监测规范》	【C】 1.有医院感染监测指标体系，按照《医院感染监测规范》（WS/T312-2009）开展监测工作并记录。 2.有监测信息收集与反馈渠道，保证信息质量，保存原始记录文件。

评审标准	评审要点
（WS/T312-2009）开展监测工作并记录。	【B】符合"C"，并 医院感染管理组织定期（至少每季度）对监测信息进行分析讨论，有会议记录或简报，定期（至少每季度）发布医院感染监测信息，对医院感染风险、医院感染率及其变化趋势提出预警和改进诊疗流程等建议。
	【A】符合"B"，并 医院感染监测指标真实、准确、完整，能为医院感染管理提供依据，持续改进医院感染管理工作。
4.18.8.2 按照卫生行政部门的要求，上报医院感染监测信息。	【C】 按照卫生行政部门的要求，上报医院感染监测信息。
	【B】符合"C"，并 指定专人负责上报医院感染监测信息，信息经过审核，保证真实、准确。
	【A】符合"B"，并 职能部门将本单位的监测结果与省市医院感染质量控制中心发布本地区的医院感染监测信息比较分析，促进医院感染管理水平不断提高。

十九、临床营养管理与持续改进

评审标准	评审要点
4.19.1营养部门具备与其功能和任务相适应的场所、设备、设施和人员条件。由有资质的人员从事临床营养工作，执行《中华人民共和国食品安全法》《临床营养科建设与管理指南（试行）》等相关法律法规。	
4.19.1.1 设营养科（室），并配备与其规模相适应的（医师、	【C】 1.设置营养科（室）。 2.配备与其规模相适应的营养专业人员，临床营养专业人员与床位比不少于1：200。 3.有各级各类人员岗位职责。 4.各级各类人员熟悉并履职本岗位职责。

评审标准	评审要点
护士、厨师、护理员等）营养专业人员。	【B】符合"C"，并 1.营养医师和护士具有执业证书，具备相应的基本技能。 2.营养医师占专业人员的比例≥50%，有完整的人才梯队。 3.科室负责人应具备营养专业或医学专业学历背景。
	【A】符合"B"，并 1.营养食堂有A级资质证书。 2.科室主任为高级职称。
4.19.1.2 开展临床营养工作。	【C】 1.开展营养风险筛查和营养评定。 2.治疗膳食配制部门按操作区配备基本使用设备。
	【B】符合"C"，并 开设健康体检营养咨询服务。
	【A】符合"B"，并 1.与临床科室合作开展专科营养门诊。 2.营养门诊每周不少于5个单元。
4.19.1.3 营养科（室）建立健全并落实临床营养工作管理制度，并对各级人员进行岗位培训。	【C】 1.各项规章制度齐全。如查房、会诊制度及值班、交接班制度，食品卫生相关制度，医院感染管理制度，设备维护维修制度，工作人员职业道德、行为规范与考核制度等。 2.监督指导营养食堂进行成本核算，建立财务管理、库房管理制度以及卫生制度等。 3.若是外包服务，医院则需确认供应商的生产、运输及院内分送场所的设施与卫生条件符合国家食品卫生法规要求。 4.对各级人员进行岗位培训。
	【B】符合"C"，并 1.制定食品操作（准备、处理、贮存、运送）标准与程序。 2.配送食品有保温措施，在盛装后能40分钟内送至病房。 3.若用统一餐具，能在病人用餐后30分钟内回收餐具并撤离病房。 4.制定食物残渣、餐具清洗消毒贮存的操作标准与程序。
	【A】符合"B"，并 有职能部门定期对营养管理进行督导检查，持续改进营养管理工作。

评审标准	评审要点
4.19.2有"住院患者的各类膳食适应证和膳食应用原则"，为住院患者提供适合其治疗需要的膳食。	
4.19.2.1 医院现行的规章制度中，有"住院患者的各类膳食适应证和膳食应用原则"。	【C】 有"住院患者的各类膳食适应证和膳食应用原则"。
	【B】符合"C"，并 有"住院患者的各类膳食适应证和膳食应用原则"手册。
	【A】符合"B"，并 1.有"住院患者的各类膳食的适应证和膳食应用原则"效果评价机制，并持续改进。 2.有独特的治疗膳食种类及制备技术。
4.19.2.2 住院医师遵循规章制度，执行膳食医嘱。	【C】 住院医师遵循规章制度，执行膳食医嘱。
	【B】符合"C"，并 有完整明晰的膳食医嘱执行路径。
	【A】符合"B"，并 对重点病房膳食医嘱的效果评价。
4.19.3对住院患者实施营养评价，接受特殊、疑难、危重患者的营养会诊，提供各类营养不良/营养失衡患者的营养支持方案，按照《病历书写基本规范（试行）》的要求进行记录。	
4.19.3.1 对住院患者实施营养评估，接受营养会诊，提供营养支持方案，按照《病历书写基本规范（试行）》的要求进行记录。	【C】 1.营养医师定期查房，参与临床病历讨论，完成重点患者营养病历记录。 2.对住院患者实施营养评估，参加特殊、疑难、危重患者营养会诊。 3.提供各类营养不良/营养失衡患者的营养支持方案。 4.按照《病历书写基本规范》的要求进行记录。
	【B】符合"C"，并 有营养科与临床各科的协作机制。
	【A】符合"B"，并 对重点病房进行营养风险筛查。

评审标准	评审要点
4.19.4开展营养与健康宣传教育服务,在出院时提供膳食营养指导;为临床医护人员提供临床营养学信息;参加住院患者座谈会,听取并征求患者及家属的意见。	
4.19.4.1 为住院患者提供适合其病情治疗需要的膳食,住院患者治疗膳食就餐率≥80%以上。	【C】 1.能提供各种诊断及治疗膳食服务。 2.对有诊疗特殊需要的患者提供诊断膳食、治疗膳食等服务。 3.进行营养与健康宣传教育服务。 4.在患者出院时为其提供膳食营养指导。 5.为临床医护人员提供临床营养学信息。 6.与临床医护人员进行良好的沟通。
	【B】符合"C",并 1.有多种形式的疾病营养指导、营养健康教育资料。 2.定期召开各种形式座谈会,征求临床医务人员和患者、家属的意见,及时进行总结分析。 3.住院患者治疗膳食就餐率≥60%以上。
	【A】符合"B",并 1.有持续性的改进措施。 2.住院患者治疗膳食的就餐率≥80%。
4.19.5科主任、护士长与具备资质的质控人员组成质量与安全管理团队,能用质量与安全管理制度、岗位职责、诊疗规范与质量安全指标,加强对重点患者全程营养诊疗服务的监控管理,定期评价质量,促进持续改进。	
4.19.5.1 科室有质量管理小组或专人负责质量管理,开展质量与安全管理。	【C】 1.科室有质量管理小组或专人负责质量管理,开展质量与安全管理。 2.有明确的质量与安全指标。
	【B】符合"C",并 科室能运用适宜的评价方式与质量管理工具,定期评价营养管理工作,对重点患者全程营养诊疗服务进行追踪评价。
	【A】符合"B",并 根据评价情况,持续改进营养管理,各科室和患者对营养工作满意度高。

二十、特检科室诊疗管理与持续改进

评审标准	评审要点
4.20.1为患者提供满足临床诊疗需求的其他特殊诊疗服务项目，符合国家法律、法规及卫生行政部门规章标准的要求。	
4.20.1.1 根据医院的功能任务设置特检科，满足临床科室诊疗需求。	【C】 1.根据医院的功能任务设置特检科，符合国家法律、法规及卫生行政部门规章标准的要求，满足临床科室诊疗需求。 2.诊疗科目与服务项目经卫生行政部门核准，与执业许可证一致。 3.使用经核准、可适用的技术。 4.服务项目收费经物价部门批准。 5.有职能部门监管。 6.相关人员知晓本部门、本岗位职责和履职要求。 【B】符合"C"，并 1.科室对存在的问题与缺陷有改进的措施并进行落实。 2.职能部门按照制度和流程落实监督检查，并记录问题与缺陷。 【A】符合"B"，并 无违规执业，无超范围执业。
4.20.2由被授权的、具备法定资质的卫生技术人员实施特检诊疗服务。	
4.20.2.1 特殊检查室卫生技术人员应依法获得资质，负责日常管理及医疗业务工作。	【C】 1.对特殊检查部门的各级各类人员均有明确的资质与能力要求。 （1）特殊检查室人员按照相关规定接受特殊检查专业技能培训，依法取得执业资格与授权的人员、专业技师，应有专业资格证书。 （2）人员数量、人员梯队与所承担的任务相适应，能完成日常工作中常规操作及疑难病例处理。 （3）特殊检查室负责人必须是有经验的特殊检查专业或经过特殊检查技术培训的副主任医师及以上职称。 （4）所有人员须经过岗前培训。 2.特殊检查部门出具"临床诊断报告"由经过授权、具备执业医师资质的人员签发。 3.有主管的职能部门监管。 4.相关人员知晓本部门、本岗位职责和履职要求。

评审标准	评审要点
	【B】符合"C"，并 职能部门按照规定和制度实行监督检查，对存在问题与缺陷提出整改措施。
	【A】符合"B"，并 1.职能部门对整改情况进行追踪与成效评价，有记录。 2.无非卫生技术人员执业或执业范围与注册项目不符的情况。
4.20.3 由具备专业资质的执业医师出具诊断报告，解读检查结果；建立质量管理与患者安全相关的制度并进行质量控制活动。	
4.20.3.1 由具备专业资质的执业医师出具诊断报告，解读检查结果。	【C】 1.有出具诊疗报告，解读检验结果的相关规定。 2.各种诊疗报告签署和发出均由具备专业资质（授权）的执业医师执行。 3.涉及提交职业病诊断的各项检查时必须核对本人身份证。 4.检查时严格按要求程序操作，以提供可靠的、客观的诊断依据。
	【B】符合"C"，并 职能部门按照规定和制度实行督查，对存在的问题与缺陷提出整改措施。
	【A】符合"B"，并 1.职能部门对整改情况进行追踪与成效评价，有记录。 2.无不具备资质人员签发的报告。
4.20.4 符合环境保护、医院感染管理规范的要求，有明确的事故应急预案。	
4.20.4.1 特殊检查室的设计及空间区域划分应符合特殊检查需求，保证检查质量。	【C】 1.特殊检查室的设计及空间区域划分应符合环境保护与人员防护规定。 2.符合医院感染管理的要求，措施到位。 （1）严格划分患者、检查人员、其他人员所在区域。 （2）所有诊疗活动与器材消毒、灭菌、医疗废弃物处理均应遵循医院感染管理法规的要求。 3.特殊检查所用设备、仪器、药品必须符合国家相关标准，并经验证合格后方能使用，以保证检查质量和患者安全。 4.所有诊疗活动、各类医疗废物处理符合医院感染管理感染控制的要求。 5.相关人员知晓本部门、本岗位的履职要求。

评审标准	评审要点
	【B】符合"C"，并 1.按照相关的制度、规程文件对相关人员进行培训与教育。 2.职能部门及医院感染管理部门要注重对规章制度和工作流程落实情况的监督检查，对存在的问题与缺陷提出整改措施。 3.科室对存在的问题与缺陷有改进措施并落实。
	【A】符合"B"，并 职能部门对措施落实情况进行追踪与成效评价，有记录。
4.20.4.2 有明确的事故应急预案。	【C】 1.有应急预案，责任分工明确，并有演练。 2工作区应备有急救药品和设备。 3.相关人员知晓本科/室/组的履职要求。
	【B】符合"C"，并 1.对相关人员有培训与教育的记录。 2.至少每年演练一次，有记录。 3.职能部门履行监管的责任，对存在的问题与缺陷提出整改措施。
	【A】符合"B"，并 职能部门对措施落实情况进行追踪与成效评价，有记录。
4.20.4.3 科主任与具备资质的质量控制人员组成质量与安全管理小组或由专人负责，开展质量与安全管理，有明确的质量与安全管理指标。	【C】 1.科主任与具备资质的质量控制人员组成质量管理小组或由专人负责，开展医疗质量和安全管理，并有工作记录。 2.有保证医疗服务质量的相关制度。 3.有明确的质量与安全管理计划和指标。 4.有质量与安全培训。 5.相关人员知晓本部门、本岗位职责和质量与安全管理目标。
	【B】符合"C"，并 1.科室落实质量与安全计划，定期开展质量与安全管理检查，对质量与安全指标进行解读与评价，对存在的问题与缺陷及时整改。 2.根据要求对有关制度、规范进行修订，并组织再培训。 3.职能部门对科室质量与安全管理进行监督指导，对存在的问题与缺陷提出整改措施。
	【A】符合"B"，并 科室能运用质量管理工具，开展定期评价活动，解读评价结果，持续改进医疗服务质量。

二十一、病历（案）管理与持续改进

评审标准	评审要点
4.21.1病历（案）管理符合《中华人民共和国侵权责任法》《医疗事故处理条例》《病历书写基本规范》和《医疗机构病历管理规定》等有关法规、规范。	
4.21.1.1 按照《医疗机构病历管理规定》等有关法规、规范的要求，设置病案室，由具备专门资质的人员负责病案质量管理与持续改进工作。配设相应的设施、设备与人员梯队。	【C】 1.设置病案室。 2.配备病案管理人员，满足工作需要。 3.配设计算机系统等相应的设施、设备。
	【B】符合"C"，并 由从事医疗或具有管理高级职称的人员负责病案室。
	【A】符合"B"，并 由从事医疗或具有管理高级职称，且从事病案管理五年以上的人员负责病案室。
4.21.1.2 制定病案管理、使用等方面的制度、规范、流程等执行文件，并对相关人员进行培训与教育。	【C】 1.有病案工作制度和人员岗位职责。 2.有病案工作流程。 3.工作人员知晓本岗位职责和履职要求，熟悉病案管理的相关法律、法规和规章。
	【B】符合"C"，并 1.有人员培训的规划。 2.有参加病案专业继续教育的记录。 3.病案室对制度和流程落实情况进行检查，对存在问题与缺陷的有改进措施。
	【A】符合"B"，并 1.病案管理人员均接受规范培训，并有记录。 2.职能部门有监管，对改进措施进行追踪与成效评价。
4.21.2为每一位在门诊、急诊、住院患者书写符合《病历书写基本规范》要求的病历，按现行规定保存病历资料，保证可获得性。	

评审标准	评审要点
4.21.2.1 按规定为门诊、急诊、住院患者写书病历记录。	【C】 1.医师要按照规范书写门诊、急诊、住院患者病历。 2.保存每一位来院就诊患者的基本信息。 3.住院患者的姓名索引系统包括： （1）患者个人的基本信息。 （2）项目包括：姓名、性别、出生日期（或年龄）。应尽可能使用二代身份证采集身份证号、住址，还应当包括联系人、电话、住院科室等详细信息。
	【B】符合"C"，并 1.每一位医师知晓有关病历书写的要求。 2.质量管理相关部门、病案科以及临床各科对病历书写规范进行监督检查，对存在的问题与缺陷提出整改措施。
	【A】符合"B"，并 职能部门对病历书写质量整改措施进行追踪与成效评价，持续改进病历质量。
4.21.2.2 为每一位门诊、急诊患者建立就诊记录或急诊留观病历。	【C】 1.对门诊、急诊患者至少保存包括患者姓名、就诊日期、科别等基本信息。 2.建立医师工作站，有相关信息查询功能。
	【B】符合"C"，并 质量管理相关部门、病案科以及临床各科对病历书写规范进行监督检查，对存在问题与缺陷提出整改措施。
	【A】符合"B"，并 职能部门要对病历质量整改措施进行追踪与成效评价，持续改进病历质量。
4.21.2.3 为每一位住院患者建立并保存病案。	【C】 1.每一位住院患者有姓名索引系统，内容至少包括姓名、性别、出生日期（或年龄）、身份证号。 2.有唯一识别病案资料的病案号。 3.有为患者及时调取病案具体时间规定，保证患者就诊时对所需病案的可及性。

评审标准	评审要点
	【B】符合"C",并 1.通过一个病案的编号可获得所有的历史诊疗记录。 2.保证病案的完整性、连续性。 3.职能部门对病案保存与使用情况进行检查,对存在的问题与缺陷提出整改措施。
	【A】符合"B",并 职能部门对整改措施落实情况进行监督,病案保存规范,调取方便,临床科室对病案室提供服务满意度高。
4.21.2.4 住院病案首页应有主管医师签字,应列出患者所有与本次诊疗相关的诊断与操作名称。	【C】 1.病案首页上,各级医师签字符合病案首页填写相关要求,体现三级医师负责制。 2.病案首页中的诊断在病程、检查化验报告中获得支持依据。
	【B】符合"C",并 1.病案首页中的疾病诊断顺序、主要诊断与主要操作选择应符合卫生部与国际疾病分类规定要求。 2.病案首页诊断填写完整,主要诊断的正确率达到100%。 3.病历中各种操作并发症、使用药物、器材所致不良反应、病程记录或检查化验报告所获得的诊断应规范地填写在病案首页中,无遗漏。 4.有临床科室自查及职能部门督查,有整改措施。
	【A】符合"B",并 职能部门对整改措施落实情况进行追踪、评价、监管,持续改进,并有成效。
4.21.2.5 病程记录及时、完整、准确,符合卫生部《病历书写基本规范》。	【C】 1.病程记录及时、完整、准确,符合《病历书写基本规范》。 2.相关人员知晓岗位职责。
	【B】符合"C",并 1.病程记录根据病情观察、查房情况结合检查结果有分析、有判断,体现医疗组三级医师的诊断思路和处理方案。 2.临床科室对本科室医师书写的病程记录进行评价,促进提高病程记录质量。
	【A】符合"B",并 持续改进,并有成效,病历质量不断提高。

评审标准	评审要点
4.21.2.6 保持病案的可获得性。	【C】 1.保持病案的可获得性: (1)有方法(如病案示踪系统)控制每份病案的去向。 (2)病案如果没有其他替代品,如影像、缩影,病案则不能打包存放或远距离存放(委托存放)。 2.对未归的病案有催还的实际记录。 3.对病案使用期限和使用范围有明确的规定。 4.患者出院后,住院病历在7个工作日之内回归病案室达≥90%。
	【B】符合"C",并 1.患者出院后,住院病历在3个工作日之内回归病案室达≥90%。 2.病案室与职能部门对患者出院后病历未能及时回归病案室的科室进行追踪、分析、改进管理,保障回归率。
	【A】符合"B",并 1.患者出院后,住院病历在2个工作日之内回归病案室达≥95%,在7个工作日内回归病案室100%。 2.病案管理有序,去向明确,保持病案的可获得性。
4.21.3 加强安全管理,保护病案及信息的安全。	
4.21.3.1 医院有保护病案及信息安全的相关制度,有应急预案。	【C】 1.有保护病案及信息安全的相关制度的应急预案。 2.病案库有防盗、防尘、防湿、防蛀、防高温措施。 3.配置相应的消防器材,消防安全符合规范。
	【B】符合"C",并 1.病案室工作人员知晓应急预案及处置流程。 2.指定专人负责安全管理。 3.科室定期进行安全检查,对存在的问题和缺陷及时改进。
	【A】符合"B",并 职能部门定期对病案科的安全管理进行检查指导,及时消除隐患,保障安全。
4.21.4 有病历书写质量的评估机制,定期提供质量评估报告。	

评审标准	评审要点
4.21.4.1 有《病历书写基本规范》的实施文件，发至每一位医师。	【C】 1.有《病历书写基本规范》的实施文件，发至每一位医师。 2.病历书写作为临床医师"三基"训练主要内容之一。 3.病历书写作为医师岗前培训的主要内容之一。 4.有病历书写的相关培训与训练计划。
	【B】符合"C"，并 有实施培训与训练的完整记录、考核资料。
	【A】符合"B"，并 新员工岗前培训和住院医师"三基"训练覆盖率100%，病历书写考核合格率100%。
4.21.4.2 有病历质量控制与评价组织。	【C】 1.有病历质量控制与评价组织，由具备主治医师以上资格且有5年以上管理住院病人临床工作经历的人员主持。 2.有病历质量监控评价标准，相关医师均知晓标准内容。 3.临床各科定期对病历质量进行检查与评价，作为医师考核内容。 4.职能部门定期对病历质量进行督导检查，作为科室考核内容。 5.院、科两级及时通报病历检查情况，反馈至各科室和责任医师，对存在的问题与缺陷及时改进。
	【B】符合"C"，并 1.医院有专职的质控医师，科室有兼职的质控医师。 2.医院至少每季度对病历质量进行总结、分析、评价，提出整改措施，改进病历质量。
	【A】符合"B"，并 院、科落实整改措施，持续改进病历质量，年度住院病案总检查数占总住院病案数≥70%，病历甲级率≥90%，无丙级病历。
4.21.5采用卫生部发布的疾病分类ICD-10，对出院病案进行分类编码；建立科学的病案库管理体系，包括病案编号及示踪系统、出院病案信息查询系统。	

评审标准	评审要点
4.21.5.1 采用卫生部发布的疾病分类ICD-10，对出院病案进行分类编码。（★）	【C】 1.对出院病案进行疾病分类，编码符合卫生部规定。 2.对疾病分类编码人员有资质与技能要求。 3.有疾病分类编码培训计划。
	【B】符合"C"，并 1.落实培训计划，提供技术支持，提升培训与教育质量。 2.病案室定期与不定期对疾病分类编码员的准确性进行评价、指导，提高编码质量。
	【A】符合"B"，并 1.编码员编码准确性不断提高。 2.临床医师熟悉疾病分类。 3.有信息系统支持疾病分类。
4.21.5.2 建立出院病案信息的查询系统。	【C】 1.有出院病案信息的查询系统。 2.病案首页内容完整、准确。 3.病案首页全部资料信息录入查询系统，至少能为评审提供两年以上完整信息。
	【B】符合"C"，并 1.查询系统资料完整、功能完善： （1）根据病案首页内容的任意项目，单一条件查询住院患者的病案信息。 （2）根据病案首页内容的两个或两个以上的项目，复合查询住院的病案信息。 2.能提供3年内的完整病历首页信息。
	【A】符合"B"，并 能提供3至5年完整病案首页信息。
4.21.6 严格执行借阅、复印或复制病历资料制度，防止丢失、损毁、篡改、非法借阅、使用和对患者隐私泄露。	

评审标准	评审要点
4.21.6.1 有病案服务管理制度，为医院医务人员及管理人员、患者及其代理人、有关司法机关及医疗保险机构人员提供病案服务。	【C】 1.有病案服务管理制度，有明确的服务规范与程序。 2.病案服务限于相关医务人员及管理人员，患者及其代理人，公安机关、检察院、法院等有关司法机关，医疗保险机构相关人员。 3.依照法律、法规和规章为患者及其代理人、司法机关和医疗保险机构人员提供病案服务，履行借阅、复印或复制申请核查与病案信息核查。 4.有回避与保护患者隐私的规范与措施。 5.有完整的病案服务登记信息，包括借阅人、借阅与归还时间、借阅目的以及复印或复制的内容，保留相关借阅、复印或复制人的申请、身份证明、单位介绍信等资料。
	【B】符合"C"，并 病案服务能力不低于当年出院的病案人数。
	【A】符合"B"，并 职能部门对病案服务有监管，保障病案依法借阅、调取、复印便捷，防止病案丢失、损毁、篡改，保护患者隐私。
4.21.7 推进电子病历，电子病历符合《电子病历基本规范（试行)》。	
4.21.7.1 医院有电子病历系统的建设方案与计划，电子病历符合《电子病历基本规范（试行)》。	【C】 1.有电子病历系统建设方案与计划。 2.在院长主持下，有明确的主持部门与多部门的协调机制。 3.有具体措施、信息需求分析文件。
	【B】符合"C"，并 建立电子病历系统。 电子病历系统应符合卫生部《病历书写基本规范》与《电子病历基本规范（试行)》要求。
	【A】符合"B"，并 有基于电子病历的临床信息系统（CIS)，电子病历系统具备病案质量控制功能，能满足医院病案基本信息的采集，医疗质量指标数据的统计与分析。

评审标准	评审要点
4.21.7.2 有文字处理软件编辑、打印的病历文档，病历记录全部内容、格式、时间、签名均以纸版记录为准，而非模版拷贝生成的病历记录。	【C】 1.对由文字处理软件编辑、打印的病历文档有明确的管理规定。 2.对禁止使用"模版拷贝复制病历记录"有明确的规定。 3.病历记录全部内容、格式、时间均以签名后的纸版记录为准，存档。
	【B】符合"C"，并 计算机打印病历的书写符合卫生部《病历书写基本规范》，按照病历管理要求进行质量控制。
	【A】符合"B"，并 有职能部门监管，对问题与缺陷及时反馈，定期总结，持续改进措施，并有效。

第五章　护理管理与质量持续改进

一、确立护理管理组织体系

评审标准	评审要点
5.1.1 院领导履行对护理工作的领导责任，对护理工作实施目标管理，协调与落实全院各部门对护理工作的支持，具体措施落实到位。	
5.1.1.1 有在院长（或副院长）领导下的护理组织管理体系，对护理工作实施目标管理。	【C】 1.有在院长（或副院长）领导下的护理组织管理体系，定期专题研究护理管理工作，实施目标管理。 2.按照标准配置各层次护理管理岗位和人员，岗位职责明确。
	【B】符合"C"，并 落实岗位职责和管理目标，对各层次护理管理者有考核。
	【A】符合"B"，并 护理管理体系有效运行。
5.1.1.2 医院有护理工作的长期规划、年度计划和年度总结。	【C】 1.有护理工作的长期规划、年度计划，与医院总体规划和护理发展方向一致。 2.相关人员知晓规划、计划的主要内容。
	【B】符合"C"，并 有措施保障落实护理工作的长期规划，有效执行年度计划并有总结。
	【A】符合"B"，并 有对规划和计划落实情况的追踪分析，持续改进护理工作。
5.1.2 执行三级（医院-科室-病区）护理管理组织体系,逐步建立护理垂直管理体系,按照《护士条例》的规定，实施护理管理工作。	

评审标准	评审要点
5.1.2.1 执行三级（医院-科室-病区）护理管理组织体系。	【C】有建立护理垂直管理体系的工作方案，逐步实行三级（医院-科室-病区）护理管理。
	【B】符合"C"，并 三级（医院-科室-病区）护理管理组织体系完善，有效运行。
	【A】符合"B"，并 与相关科室及职能部门有联席会议制度或其他协调机制。
5.1.2.2 按照《护士条例》的规定，实施护理管理工作。	【C】 1.按照《护士条例》的规定，制定相关制度，实施护理管理工作。 2.依法执行护士准入管理。
	【B】符合"C"，并 职能部门对《护士条例》执行及制度的落实情况进行监督检查。
	【A】符合"B"，并 对落实情况进行追踪与成效评价，有持续改进。

5.1.3 实施护士分级管理，落实责任制，明确临床护理内涵及工作规范，对患者提供全面、全程的责任制护理措施。

5.1.3.1 实施护士分级管理，落实岗位责任制，明确临床护理内涵及工作规范。	【C】 1.实施护士分级管理，制定与落实护理岗位职责。 2.护士知晓本部门、本岗位的职责要求。 3.有统一管理的护士分级管理档案。
	【B】符合"C"，并 1.护理工作规范并有效执行。 2.科室能定期自查、分析、整改。 3.职能部门履行监管职责，有定期监管检查的结果反馈和整改意见。
	【A】符合"B"，并 分级管理落实有效，护理工作持续改进，并有成效。

5.1.4 实行护理目标管理责任制、岗位职责明确，落实护理常规、操作规程等，有相应的监督与协调机制。

评审标准	评审要点
5.1.4.1 实行护理目标管理责任制、岗位职责明确。	【C】 1.有全院护理管理目标及各项护理标准并实施。 2.相关人员知晓上述内容并履行职责。
	【B】符合"C",并 1.科室护士长负责落实本科护理管理目标及并按标准实施护理管理。 2.职能部门对科室护理管理目标、护理质量执行进行定期的检查、评价、分析、反馈,有整改措施。
	【A】符合"B",并 对护理管理目标及各项护理标准落实情况有追踪和成效评价,并持续改进。
5.1.4.2 落实护理常规、操作规程等,有相应的监督与协调机制。	【C】 1.有护理常规和操作规范并及时修订。 2.对护理核心制度(分级护理、查对、交接班等制度)和岗位职责有培训、考核。 3.相关护士掌握上述内容并执行。
	【B】符合"C",并 1.护理单元对护理常规、操作规程、护理核心制度落实情况有自查、分析、反馈及整改。 2.职能部门履行监管职责,进行定期检查、分析、反馈,有改进措施。
	【A】符合"B",并 护理常规、操作规程、护理核心制度落实好,持续改进,并有成效。
5.1.4.3 护理单元有专科护理常规,具有专业性、适用性。	【C】 1.各护理单元有能体现专业性和适用性的专科护理常规。 2.护士掌握本专业的专科护理常规并执行。
	【B】符合"C",并 在实施专科护理常规过程中,定期补充、修改与完善。
	【A】符合"B",并 1.专科护理落实好。 2.对开展的新项目、新技术进行相应专科护理常规的补充和完善。

评审标准	评审要点
5.1.4.4 能提供体现适时修订并有修订标志的护理制度，修订部分均遵守相关法律、法规和规章。	【C】 1.有修订制度、职责、常规等相关文件的规定与程序。 2.修订后的文件，有试行—修改—批准—培训—执行的程序，并有修订标志。
	【B】符合"C"，并 1.相关护理管理人员知晓修订规定与程序。 2.护士知晓修订后的相关制度。
	【A】符合"B"，并 对修订后制度的执行情况有追踪与评价，持续改进，并有成效。
5.1.4.5 定期开展护理管理制度的培训，有培训记录。	【C】 1.有护理管理制度培训计划并落实。 2.护士掌握相关护理管理制度。
	【B】符合"C"，并 职能部门对培训落实情况进行检查和督促。
	【A】符合"B"，并 对培训后的效果情况，有追踪与评价，并持续改进。

二、护理人力资源管理

评审标准	评审要点
5.2.1有护士管理规定、岗位职责、岗位技术能力要求和工作标准，同工同酬。	
5.2.1.1 有护士管理规定，对各项护理工作有统一、明确的岗位职责和工作标准，有考评和监督。	【C】 1.有适合医院实际情况的护士管理规定、岗位职责和工作标准。 2.相关人员知晓本部门、本岗位的人员资质与履职要求。
	【B】符合"C"，并 1.各护理岗位人员符合相关岗位职责和工作标准的要求。 2.职能部门定期对护士的工作进行绩效考核，包括工作数量、工作质量等内容。
	【A】符合"B"，并 对护士管理工作有追踪和评价，持续改进，并有成效。

评审标准	评审要点
5.2.1.2. 对各级护士资质进行严格审核。	【C】 1.有各级护士的资质审核规定与程序，并执行。 2.相关人员知晓资质审核规定与履职要求。
	【B】符合"C"，并 1.相关人员符合相关执业资质的要求。 2.职能部门监管并执行。
	【A】符合"B"，并 对护士资质审核管理中存在的问题与缺陷，有追踪和评价，改进，并有成效。
5.2.1.3 有聘用护士资质、岗位技术能力及要求、薪酬的相关制度规定和具体执行方案，并有执行记录。	【C】 1.有聘用护士的资质、岗位技术能力及要求。 2.有薪酬的相关制度、规定和具体执行方案。 3.聘用护士知晓本岗位资质与履职要求。
	【B】符合"C"，并 1.有相关职能部门（人事部、护理部）及用人科室共同管理的用人机制。 2.聘用护士符合相关聘用的要求。
	【A】符合"B"，并 聘用护士对薪酬制度满意程度较高。
5.2.1.4 有全院护士的人员名册、薪酬、享有的福利待遇、参加社会保险等信息，落实同工同酬。	【C】 1.有保障护士实行同工同酬，并享有相同的福利待遇和社会保险（医疗、养老、失业保险）的制度。 2.护士每年离职率≤10%。
	【B】符合"C"，并 落实不同用工形式的护士同工同酬、享有同等福利待遇、社会保险等待遇。
	【A】符合"B"，并 1.护士对薪酬和福利待遇满意程度较高。 2.护士每年离职率≤5%。

评审标准	评审要点
5.2.1.5 护士能够获得与其从事的护理工作相适应的卫生防护与医疗保健服务。	【C】 有护士相应岗位的职业防护制度及医疗保健服务的相关规定。
	【B】符合"C"，并 保障上述制度和规定得到落实。
	【A】符合"B"，并 对上述制度落实情况有追踪和评价，持续改进，并有成效。
5.2.2 护理人力资源配备与医院的功能和任务一致，有护理单元护士的配置原则，有紧急状态下调配护理人力资源的预案。	
5.2.2.1 有护理单元护士人力配置的依据和原则。	【C】 1.按照医院的规模合理配置护士。 2.护士分管患者护理级别符合护士能级水平。 3.每位护士平均负责病人数≤12人，并体现护士能力与病人危重程度相符的原则。
	【B】符合"C"，并 每位护士平均负责病人数≤10人，并体现护士能力与病人危重程度相符的原则。
	【A】符合"B"，并 能够依据护士能力、专业特点，合理配置护理人力资源，效果良好。
5.2.2.2 有各级护理管理部门紧急护理人力资源调配的规定，有执行的方案。	【C】 1.各级护理管理部门有紧急护理人力资源调配的规定，有执行方案。 2.相关护理管理人员知晓紧急护理人力资源调配规定的主要内容与流程。
	【B】符合"C"，并 1.有护士储备，可供紧急状态或特殊情况下调配使用。 2.对储备人员有培训、考核计划。
	【A】符合"B"，并 有紧急情况下的人力资源调配演练，持续改进。

评审标准	评审要点
5.2.3 以临床护理工作量为基础，根据收住患者特点、护理等级比例、床位使用率对护理人力资源实行弹性调配。	
5.2.3.1 根据收住患者特点、护理等级比例、床位使用率，合理配置人力资源。	【C】 1.护士人力资源配备与医院的功能、任务及规模一致。 （1）临床一线护士占护士总数≥90%。 （2）病房护士总数与实际床位比不低于0.2：1。 2.有护理岗位说明书，包括工作任务和任职条件，有实例可查。 3.护士专业技术职称聘任符合医院聘任制度规定。
	【B】符合"C"，并 基于护理工作量配置护士。
	【A】符合"B"，并 能够依据专业特点，合理配置护理人力资源，效果良好。
5.2.3.2 对护理人力资源实行弹性调配。	【C】 1.有为实行弹性护理人力资源调配的人员储备。 2.有保障实施弹性人力资源调配的实施方案和效果。
	【B】符合"C"，并 根据收住患者特点、护理等级比例、床位使用率，在部分科室或部分专业实施实行弹性人力资源调配。
	【A】符合"B"，并 护士由护理部门统一调配，效果良好。
5.2.4 建立基于护理工作量、质量、患者满意度并结合护理难度、技术要求等要素的绩效考核制度，将考核结果与护士的评优、晋升、薪酬分配相结合，实现优劳优得，多劳多得，调动护士积极性。	
5.2.4.1 建立基于护理工作量、质量、患者满意度、	【C】 1.有基于护理工作量、质量、患者满意度、护理难度及技术要求的绩效考核方案。 2.绩效考核方案的制定应充分征求护士意见。

评审标准	评审要点
护理难度及技术要求的绩效考核办法与评优、晋升、薪酬挂钩。	【B】符合"C"，并 1.绩效考核方案能够通过多种途径方便护士查询，知晓率≥80%。 2.绩效考核结果与评优、晋升、薪酬挂钩。
	【A】符合"B"，并 绩效考核方案能够体现优劳优得，多劳多得，调动护士积极性。
5.2.5有护士在职继续教育计划、保障措施到位，并有实施记录。	
5.2.5.1 有护士在职继续教育培训和考评。	【C】 1.有护士在职继续教育培训与考评制度。 2.有护士在职继续教育计划，并有专职部门和专人负责落实。 3.有开展培训的经费、设备设施等资源保障。
	【B】符合"C"，并 1.培训与考评结合临床需求，充分体现不同专业、不同层次护士的特点，并与评优、晋升、薪酬挂钩。 2.常规培训经费列入年度预算。
	【A】符合"B"，并 至少体现近三年继续教育的成果（制度完善、内容翔实，效果明显）。
5.2.5.2 落实专科护理培训要求，培养专科护理人才。	【C】 1.根据医院功能及需要，有临床所需的专科护士。 2.有本院专科护士培训方案和培养计划。
	【B】符合"C"，并 1.根据临床需要，培养和使用专科护理人才。 2.有培训效果的追踪和评价机制。
	【A】符合"B"，并 根据评价结果，持续改进培训工作，效果良好。

三、临床护理质量管理与改进

评审标准	评审要点
5.3.1 根据分级护理的原则和要求，实施护理措施，有护理质量评价标准，有质量可追溯机制。	
5.3.1.1 根据分级护理的原则和要求，实施护理措施，有护理质量评价标准，有质量可追溯机制。	【C】 1.依据《综合医院分级护理指导原则》，制定符合医院实际的分级护理制度。 2.护士掌握分级护理的内容。 3.有护理级别标志，患者的护理级别与病情相符。
	【B】符合"C"，并 1.科室对分级护理落实情况进行定期检查，对存在的问题有改进措施。 2.职能部门对分级护理落实情况进行定期检查、评价、分析，对存在的问题及时反馈，并提出整改建议。
	【A】符合"B"，并 对分级护理落实情况有追踪和成效评价，并持续改进。
5.3.2 依据《护士条例》《护士守则》《综合医院分级护理指导原则》《医院实施优质护理服务工作标准（试行）》《临床护理实践指南》等要求，规范护理行为，将优质护理服务落实到位。	
5.3.2.1 优质护理服务落实到位。 （★）	【C】 1.有医院优质护理服务规划、目标及实施方案。 2.有推进开展优质护理服务的保障制度和措施及考评激励机制。 3.有优质护理服务的目标和内涵，相关管理人员知晓率≥80%。护士知晓率100%。 4.优质护理服务病房覆盖率≥60%。
	【B】符合"C"，并 1.根据各专业特点，有细化、量化的优质护理服务目标和落实措施。 2.定期听取患者及医护人员等多方意见和建议，持续改进优质护理服务。 3.考评激励机制体现优劳优酬、多劳多得，并与薪酬分配、晋升、评优等相结合。 4.优质护理服务病房覆盖率≥80%。

评审标准	评审要点
	【A】符合"B"，并 1.优质护理服务措施落实到位，效果明显，优质护理服务病房覆盖率100%。 2.患者与医护人员满意度高。

5.3.3 临床护士护理患者实行责任制，与患者沟通交流，为患者提供连续、全程的基础护理和专业技术服务。

评审标准	评审要点
5.3.3.1 实施"以病人为中心"的整体护理，为患者提供适宜的护理服务。（★）	【C】 1.根据"以病人为中心"的整体护理工作模式，制定实施方案，体现护士工作中的责任制。 2.依据患者需求制定护理计划，充分考虑患者生理、心理、社会、文化等因素。
	【B】符合"C"，并 1.依据患者的个性化护理需求制定护理计划，护士掌握相关的知识，并结合患者实际情况实施"以病人为中心"的护理，并能帮助患者及其家属了解患者病情及护理的重点内容。 2.科室对落实情况进行定期检查，对存在的问题有改进措施。 3.职能部门对落实情况进行定期检查、评价、分析，对存在的问题，及时反馈，并提整改建议。
	【A】符合"B"，并 对各科室落实情况有追踪和成效评价，并持续改进。

5.3.4 有危重患者护理常规，密切观察患者的生命体征和病情变化，护理措施到位，患者安全措施有效，记录规范。

评审标准	评审要点
5.3.4.1 护士具备危重患者护理的相关知识与操作技能。	【C】 1.护士具备的技术能力包括：危重患者护理常规及抢救技能、生命支持设备操作、患者病情评估与处理、紧急处置能力等。 2.护士经过危重患者护理理论和技术培训并考核合格。 3.有针对危重患者病情变化的风险评估和安全防范措施。 4.护士掌握上述相关的理论与技能。
	【B】符合"C"，并 1.由具备上述技术能力的护士对危重患者实施护理。 2.职能部门有护士培训、训练的考核评价机制。

评审标准	评审要点
	【A】符合"B"，并 根据考核评价情况持续改进危重患者护理工作。
5.3.4.2 有危重患者护理常规及技术规范、工作流程及应急预案，对危重患者有风险评估和安全防范措施。	【C】 1.有危重患者护理常规及技术规范，工作流程及应急预案。 2.有危重患者风险评估、安全护理制度和措施。 3.护士知晓并掌握相关制度与流程的内容。
	【B】符合"C"，并 1.密切观察危重患者的病情变化，有风险评估和安全防范措施。 2.根据专科特点，使用恰当的质量监测指标并实施监测。 3.职能部门对落实情况进行定期检查、评价、分析，对存在的问题，及时反馈，并提整改建议。
	【A】符合"B"，并 应用质量监测指标，持续改进危重患者护理质量。
5.3.5 遵照医嘱为患者提供符合规范的治疗、用药等护理措施，及时观察、了解患者用药和治疗服务的反应。	
5.3.5.1 执行查对制度，能遵照医嘱正确提供职业病治疗、给药等护理服务，及时观察、了解患者用药及治疗反应。	【C】 1.有医嘱核对与处理流程。 2.有查对制度并提供符合相关治理操作规范的护理服务，有记录。 3.有观察、了解和处置患者治疗用药与治疗反应的制度与流程。 4.护士知晓并掌握上述治疗相关制度与流程的内容。
	【B】符合"C"，并 职能部门对落实情况进行定期检查、评价、分析，对存在的问题及时反馈，并提整改建议。
	【A】符合"B"，并 有监督与评价机制。有分析、改进措施，相关记录完整。
5.3.6 保障仪器、设备和抢救物品的有效使用。	
	【C】 1.有保障常用仪器、设备和抢救物品使用的制度与流程。 2.护士知晓使用制度与操作规程的主要内容。

评审标准	评审要点
5.3.6.1 有保障常用仪器、设备和抢救物品使用的制度与流程。	【B】符合"C"，并 1.护士按照使用制度与操作规程熟练使用输液泵、注射泵、监护仪、除颤仪、心电图机、吸引器等常用仪器和抢救设备。 2.对使用中可能出现的意外情况有处理预案及措施。
	【A】符合"B"，并 1.对各科室落实情况有追踪和成效评价，并持续改进。 2.意外情况的处理及措施，全部符合处理预案的要求。

5.3.7 为患者提供心理与健康指导服务和出院指导。

5.3.7.1 为职业病患者提供心理与健康指导服务和出院指导。	【C】 1.有符合职业病专业特点的心理与健康指导、出院指导、健康促进等资料，方便护士使用。 2.护士知晓主要内容。 3.通过多种方式将上述内容提供给职业病患者及其亲属。
	【B】符合"C"，并 1.对指导内容及时更新。 2.能根据职业病患者的需求提供适宜的指导内容和方式。 3.对指导效果进行分析评价，有记录。
	【A】符合"B"，并 指导效果良好。

5.3.8 有临床路径与单病种护理质量控制制度，质量控制流程，有可追溯机制。
按照本细则第四章第四节标准的评价要求执行。

5.3.9 按照《病历书写基本规范》书写护理文件，定期进行质量评价。

5.3.9.1 按照《病历书写基本规范》书写护理文件，定期进行质量评价。	【C】 1.有护理文件书写标准及质量考核标准。 2.护理记录按照有关规定由相关护士审核签字。 3.护士知晓并掌握《病历书写基本规范》。
	【B】符合"C"，并 职能部门对运行的护理文件进行质量评价，有考核记录。
	【A】符合"B"，并 对护理文件的质量有追踪评价和持续改进。

评审标准	评审要点
5.3.10建立护理查房、护理会诊、护理病例讨论制度。	
5.3.10.1 定期进行护理查房、护理病例讨论。对疑难护理问题组织护理会诊。	【C】 1.有定期护理查房、病例讨论制度。 2.有对疑难护理问题进行护理会诊的工作制度。
	【B】符合"C"，并 1.落实护理查房、病例讨论和护理会诊，解决患者实际问题。 2.明确护理会诊人员的资质要求。
	【A】符合"B"，并 落实有成效，促进护理工作持续改进。

四、护理安全管理

评审标准	评审要点
5.4.1有护理质量与安全管理组织，职责明确，有监管措施。	
5.4.1.1 有护理质量与安全管理组织，职责明确，有监管措施。	【C】 1.在医院质量与安全管理委员会下设护理质量管理组织，人员构成合理、职责明确。 2.有年度护理质量工作计划。
	【B】符合"C"，并 1.护理质量与安全管理委员会定期召开会议。 2.护理质量工作计划落实到位。 3.设专职人员负责护理质量管理，有考核记录。
	【A】符合"B"，并 对各科室落实的成效有评价与再改进的具体措施。
5.4.2有主动报告护理安全（不良）事件与隐患信息的制度，改进措施到位。	
	【C】 1.实行非惩罚性制度，有护士主动报告的激励机制。 2.进行护士主动报告护理安全（不良）事件的教育和培训。 3.有多种途径便于护士报告医疗安全（不良）事件。

评审标准	评审要点
5.4.2.1 有主动报告护理不良事件制度与激励措施。	【B】符合"C"，并 1.有护理安全(不良)事件与医疗安全(不良)事件统一报告网络，进行统一管理。 2.护士对不良事件报告制度的知晓率100%。
	【A】符合"B"，并 提高安全（不良）事件报告系统的敏感性。
5.4.3有护理不良事件成因分析及改进机制。	
5.4.3.1 有针对不良事件案例成因的分析及讨论记录。	【C】 1.对护理不良事件有成因分析和讨论。 2.定期对护士进行安全警示教育。
	【B】符合"C"，并 应用不良事件案例成因的分析结果，修订护理工作制度或完善工作流程并落实培训。
	【A】符合"B"，并 1.对修订后的工作制度或流程执行情况进行督查。 2.对各科室落实的成效有评价，并持续改进。
5.4.4有护理风险防范措施，如跌倒、坠床、压疮、管路滑脱、用药错误等。按照第三章患者安全目标的第五、七、八、九节标准的评价要求执行。	
5.4.5临床护理技术操作常见并发症的预防与处理规范。	
5.4.5.1 有执行临床护理技术操作常见并发症的预防及处理指南。	【C】 1.有临床护理技术操作常见并发症的预防与处理规范。 2.有护理技术操作培训计划并落实到位。 3.护士熟练掌握口腔护理、静脉输液、各种注射、鼻饲等常见技术操作及对并发症的预防措施及处理流程。
	【B】符合"C"，并 1.将"临床护理技术操作常见并发症的预防与处理规范"相关要求的手册发至对应岗位的人员。 2.职能部门定期进行临床常见护理技术操作考核。
	【A】符合"B"，并 1.有临床护理技术操作、常见并发症的预防与处理规范。 2.对各科室落实的成效有评价，并持续改进。

评审标准	评审要点
5.4.6 有紧急意外情况的应急预案和处理流程，有培训与演练。	
5.4.6.1 有重点环节应急管理制度，有紧急意外情况的应急预案及演练。	【C】 1.有重点环节应急管理制度。 2.对重点环节：包括患者用药、治疗、标本采集、安全管理等有应急预案。 3.相关岗位护士均知晓。 【B】符合"C"，并 1.有关于应急预案的培训或演练。 2.护士对锐器处理、为隔离患者实施治疗及护理时防护措施到位。 【A】符合"B"，并 重点环节的应急管理措施落实到位，紧急意外情况的应急预案及演练成效明显，并持续改进。

五、特殊护理单元质量管理与监测

评审标准	评审要点
5.5.1 有消毒供应中心（室）护理质量管理与监测的有关规定及措施，护理部有监测改进效果的记录。	
5.5.1.1 建筑布局合理，设施、设备完善，符合相关规范要求。工作区域划分符合消毒隔离要求。	【C】 1.消毒供应室相对独立，周围环境清洁，无污染源。 2.内部环境整洁，通风、采光良好，分区（辅助区域、工作区域等）明确并有间隔。 3.配置基本的消毒灭菌设备、设施。根据工作岗位的不同需要，配备相应的个人防护用品。 4.污染物品由污到洁，不交叉、不逆流。污染物品有污物通道，清洁物品有清洁物品通道。 5.护士知晓供应室洁污区分开流程规定与履职要求。

评审标准	评审要点
	【B】符合"C"，并 1.辅助区域包括工作人员更衣室、办公室等。工作区域包括去污区，检查、包装及灭菌区和无菌物品存放区。 2.根据医院消毒供应中心（CSSD）的规模、任务及工作量，合理配置清洗消毒设备及配套设施，符合规范要求。 3.去污区，检查、包装及灭菌区和无菌物品存放区之间有实际屏障。去污区与检查、包装及灭菌区之间有洁、污物品传递通道，并分别设人员出入缓冲间（带），缓冲间（带）应设洗手设施，无菌物品存放区内不应设洗手池。 4.上述感染控制制度与措施有监管，记录存在的问题与缺陷。
	【A】符合"B"，并 1.对科室落实感染控制制度的成效有评价与持续改进的具体措施。 2.感染控制制度与措施的执行率100%。
5.5.1.2 实施集中管理，合理配备工作人员，建立与其相适应的管理体制，符合规范要求。	【C】 1.根据医院规模和工作量合理配备人力，设专职护士长负责，并有监督。 2.应采取集中管理的方式，对所有需要消毒或灭菌后重复使用的诊疗器械、器具和物品集中回收、清洗、消毒、灭菌和供应。 3.开展工作人员业务技能培训，确保满足岗位需求。 4.相关部门保障物资、水电气供应，设备运行正常；相关设备出现故障时，能够及时处理。
	【B】符合"C"，并 1.在相关职能部门的领导下开展工作。 2.临床科室可重复使用的消毒物品全部采取集中管理（回收、清洗、消毒及灭菌）完成。 3.现场检查物资、水电气供应，符合管理规范要求。
	【A】符合"B"，并 相关职能部门对制度的执行有评价与监督，体现持续改进，有记录。

评审标准	评审要点
5.5.1.3 建立完善的规章制度、工作职责、工作流程，符合规范要求。	【C】 1.科室有规章制度、工作流程及应急预案。 2.有与临床科室联系的相关制度。
	【B】符合"C"，并 1.规章制度、工作流程及应急预案健全，具有专科特色。 2.工作流程符合规范要求。 3.定期（至少每季一次）征求临床意见，改进工作。
	【A】符合"B"，并 规章制度及工作流程及时修订、完善，体现持续改进。
5.5.1.4 建立完善的监测制度，质量控制过程的记录符合追溯要求。	【C】 1.有清洗、消毒、灭菌效果监测制度，有监测记录。 2.专人负责质量监测工作。
	【B】符合"C"，并 有清洗、消毒、灭菌效果监测标准、制度与程序。
	【A】符合"B"，并 1.按照"监测制度"对工作质量进行日常监测和定期监测，有记录。 2.相关职能部门对科室落实监测制度的成效有评价与监督，体现持续改进，有记录。
5.5.1.5 建立工作人员的在职继续教育制度，根据专业进展，开展培训，更新知识。	【C】 有岗位培训计划，体现消毒供应的工作特点。
	【B】符合"C"，并 对岗位培训有考核及效果评价。
	【A】符合"B"，并 对培训计划及落实情况有评价与监督，体现持续改进，有记录。

第六章　医院管理

一、依法执业

评审标准	评审要点
6.1.1 依法取得《医疗机构执业许可证》，按照卫生行政部门核定的诊疗科目执业，医院及科室命名规范，无院中院。	
6.1.1.1 院及科室命名规范，提供的诊疗项目与执业许可证上核准的诊疗科目全部相符。凡医院内命名为"中心"、"研究所"等机构，均须持有省级及以上卫生行政部门批准的文件。	【C】 1.依法登记取得《医疗机构执业许可证》等资质，并定期校验。医院改变名称、场所、法人、诊疗科目、床位，能及时完成变更登记。 2.医院实际提供服务的诊疗及服务项目与《医疗机构执业许可证》核准的诊疗及服务项目相符。 3.医院及科室命名规范，与《医疗机构执业许可证》登记的内容一致。
	【B】符合"C"，并 1.诊疗科目、诊疗时间和收费标准悬挂在门急诊部明显处，接受社会与公众监督检查。 2.医院内命名为"中心"或"研究所"等机构均有卫生行政部门审批文件。
	【A】符合"B"，并 无对外出租、承包科室及"院中院"。
6.1.2 在国家医疗卫生法律、法规、规章、诊疗护理规范的框架内开展诊疗、防治活动。	

评审标准	评审要点
6.1.2.1 在国家医疗卫生法律、法规、规章、诊疗护理规范的框架内开展诊疗、防治活动。	【C】 1.根据《医疗机构执业许可证》登记范围开展诊疗、防治活动。 2.开展的诊疗、防治活动符合国家相关法律、法规及规范要求。 3.有医疗技术准入及监督管理的相关制度。 4.评审周期未发生群体性、组织性违规违纪事件。
	【B】符合"C"，并 评审周期内无卫生行政部门查实的医疗机构不良行为记录或发生一级主责以上医疗事故。
	【A】符合"B"，并 职能部门对诊疗活动进行全程管理，发现问题，及时整改。
6.1.2.2 医院开展法律法规教育，有教育评价。	【C】 1.有法律法规培训计划、课程安排及相关资料。 2.每年至少开展2次法律法规全员培训。 3.新员工经卫生法律法规培训，考核合格后方可上岗。
	【B】符合"C"，并 1.进行培训教育评价，提高培训效果。 2.员工对岗位相关的常用法律法规知晓率≥90%。
	【A】符合"B"，并 员工对岗位相关的常用法律法规知晓率100%。
6.1.3 由具备资质的卫生专业技术人员为患者提供诊疗服务，不超范围执业。	
6.1.3.1 在医院执业的卫生技术人员全部具有执业资格，注册执业地点在本院或符合卫生行政部门相关规定（如多点执业、对口支援等），具有执业资格的研究生、进修人员在上	【C】 1.有卫生技术人员执业资格审核与执业准入相关规定。 2.各级各类卫生技术人员均取得执业资格，注册地点在本院或符合卫生行政部门相关规定，按照本人执业范围开展诊疗活动。 3.具有执业资格的研究生、进修人员经过医院授权在上级医师（含护理、医技）指导下执业。
	【B】符合"C"，并 1.职能部门对全院卫生技术人员执业监管有记录。 2.卫生技术人员执业资格管理资料完整。 3.实习生、研究生、进修生执业管理资料完整。

评审标准	评审要点
级医师（含护理、医技）指导下执业。	【A】符合"B"，并 用信息化系统对卫生技术人员执业资料进行动态管理。

6.1.4 按照规定申请医疗机构校验、发布医疗广告。

评审标准	评审要点
6.1.4.1 按照卫生行政部门规定按时完成医疗机构校验，发布的医疗信息真实可靠。	【C】 1.根据规定按时进行医疗机构年度校验。 2.发布的医疗信息真实可靠。 3.发布的医疗广告获得批准，符合法规要求。
	【B】符合"C"，并 1.有职能部门负责对发布的医疗信息、医疗广告进行监督管理。 2.根据医疗实际情况及时更新服务信息。
	【A】符合"B"，并 职能部门关于医疗广告、发布医疗信息的审核资料完整，未发现虚假医疗信息和医疗广告。

6.1.5 有完整的医院管理规章制度和岗位职责，并能及时修订完善，职工熟悉本岗位职责及相关规章制度。

评审标准	评审要点
6.1.5.1 制定完整的医院管理规章制度、岗位职责和诊疗规范。定期对职工进行培训与教育，提高职工认真履行本岗位职责及执行相关规章制度自觉性。	【C】 1.制定完整的医院管理规章制度、岗位职责、诊疗规范。 2.开展全员培训教育，提高员工执行规章制度及履行本岗位职责的自觉性。 3.各部门和全体员工熟悉本部门、本岗位相关的规章制度、岗位职责和履职要求，知晓率80%以上。
	【B】符合"C"，并 1.各部门和员工对相关规章制度和岗位职责知晓率90%。 2.职能部门及科室对规章制度和岗位职责、诊疗规范加强监管，对存在的问题及时反馈，有改进措施。
	【A】符合"B"，并 规章制度和岗位职责定期修订，及时更新。

二、明确管理职责与决策执行机制，实行管理问责制

评审标准	评审要点
6.2.1建立医院内部决策执行机制，实施院长负责制，重大决策、重要干部任免、重大项目投资、大额资金使用等事项须经医院领导班子集体讨论并按管理权限和规定程序报批、执行。	

6.2.1.1 实行院长负责制，院级领导应把主要精力用于医院管理工作，职责范围明确，认真履责。	【C】 1.实行院长负责制。院领导和职能部门管理职责与责任明确。 2.院领导班子及职能部门负责人共同参与研究、讨论、决策医院发展相关问题。 3.院领导深入科室，开展行政查房。 4.院领导定期将工作情况向职代会或全体员工传达，接受职工的评议。
	【B】符合"C"，并 院长充分授权，尊重职能部门职责和意见。
	【A】符合"B"，并 鼓励全体员工参与医院管理，提出建议和意见。
6.2.1.2 重大决策、重要干部任免、重大项目投资、大额资金使用等事项（三重一大）须经医院领导班子集体讨论，集体决策并按管理权限和规定报批与公示，由职工监督。（★）	【C】 1.集体讨论决定重大决策、重要干部任免、重大项目投资、大额资金使用等事项，接受职工监督。 2.重大事项实施前能获得职代会通过，并在决议中有记载。 3."三重一大"事项按管理权限和规定报批，按信息公开规定予以公示。
	【B】符合"C"，并 1.多种渠道和方式公开"三重一大"信息，职工知晓率≥80% 2.相关重大事项应事前充分论证。
	【A】符合"B"，并 相关事项应充分征求并尊重员工意见。
6.2.2医院管理组织机构设置合理，各级管理人员有明确的岗位职责和决策执行机制，履行职责，实行管理问责制。	

评审标准	评审要点
6.2.2.1 医院有明确的组织架构图，能清楚反映医院组织架构。	【C】 有组织架构图，能清楚反映医院组织架构。
	【B】符合"C"，并 组织架构及职能在院内公示并传达到全院职工。
	【A】符合"B"，并 医院运行状况与组织架构图相符，并能依据职能调整及时更新。
6.2.2.2 依据医院组织架构，制定全院性工作制度和流程，明确各部门职能划分，体现分层管理。各部门据此制定内部工作制度和流程。	【C】 1.有全院性工作制度和流程，各部门职能划分明确。 2.有各部门工作制度和流程。 3.能依据组织架构和职能调整，及时更新。
	【B】符合"C"，并 1.医院对各部门工作制度和流程统一审核、调整、发布。 2.有多种渠道（如编印成册、上网等）方便员工查阅。
	【A】符合"B"，并 管理人员对本部门、本岗位工作制度、工作流程和岗位职责知晓率100%，并自觉落实执行，成效良好。
6.2.2.3 加强管理部门的效能建设，实行目标管理责任制。	【C】 1.实行目标管理责任制，有考核办法。 2.有指定职能部门负责效能建设，提高执行力。 3.职能部门人员对本部门、本岗位管理责任目标的知晓率≥80%。
	【B】符合"C"，并 1.对目标责任的落实情况有定期督导检查。 2.落实目标考核奖惩措施。
	【A】符合"B"，并 实现责任目标，取得良好成效。有目标责任制考核总结评价。
6.2.3各科室、部门责任明确，定期召开联席会议、履行协调职能。	

评审标准	评审要点
6.2.3.1 部门内或部门间建立恰当的信息传达和沟通协调机制。建立多部门共同参与的联席会议制度，定期召开会议并有记录。	【C】 1.定期召开部门内会议研究相关工作，根据工作需要，召开跨部门工作会议（如职能部门间、院-科间、临床-护理间、临床-医技间等），建立沟通协调机制。 2.有多部门共同参与的联席会议或扩大的院长办公会议，研究重大事项贯彻落实及协调等工作，每季度至少召开1-2次，并有记录查询。 3.每次会议有明确议题和明确的牵头部门。
	【B】符合"C"，并 1.会议重要决定能有效传达到相关部门和员工。 2.效能管理部门对执行每次会议决议有监督、检查、追踪并落实。
	【A】符合"B"，并 1.沟通效果良好，促进团队协作。 2.执行会议决议有成效。
6.2.4 管理人员了解和掌握有关法律法规和部门规章，参加管理知识教育与技能培训。	
6.2.4.1 医院与科室领导掌握现行的有关法律法规和部门规章制度，并能够定期参加管理技能培训，掌握管理技能。	【C】 1.医院定期组织各级管理人员参加法律法规、管理知识教育与技能的培训。 2.接受培训的相关管理人员不少于80%，培训时数每人每年不少于12个学时。
	【B】符合"C"，并 医院至少能运用一至二项质量管理改进的方法及质量管理常用技术工具。
	【A】符合"B"，并 医院对有关法律法规能够有效执行，将管理工具运用于工作实际并取得良好成效，有总结或医院管理论文、专著发表。
6.2.5 建立医院运行基本统计指标数据库，保障信息准确、可追溯。	
6.2.5.1 建立医院运行与医疗业务指标体系，定期	【C】 1.有明确的部门或人员负责医院运行与医疗业务指标数据收集（至少包含第七章的全部内容）。 2.根据医院工作需要定期报告。

评审标准	评审要点
进行分析、检查，改进管理工作。	【B】符合"C"，并 能够使用适当的方法和管理工具对医院运行和医疗业务指标进行分析、检查。
	【A】符合"B"，并 能够将分析、检查结果应用于医院管理的改进与完善中，并取得良好效果。

三、依据医院的功能任务，确定医院的发展目标和中长期发展规划

评审标准	评审要点
6.3.1 医院的功能与任务，符合本区域卫生发展规划。	
6.3.1.1 明确所在区域内本医院的功能任务与目标。	【C】 1.医院宗旨、愿景与目标及功能任务符合本区域卫生发展规划，与其保持一致。 2.就医院宗旨、愿景与目标及功能任务，应用多种途径有效地教育全体员工，并向患者、社会宣传。
	【B】符合"C"，并 1.医院宗旨、愿景与目标及功能任务由全院各部门和职工共同讨论参与制定。 2.员工对医院的宗旨、愿景与目标及功能与任务知晓率≥80%。
	【A】符合"B"，并 1.员工知晓医院宗旨、愿景与目标的内涵，并能被患者感受和认可。 2.各项工作围绕功能任务开展，并取得成效。
6.3.2 医院规模和发展目标、经营方针与策略，与医院的功能任务相一致。	
6.3.2.1 医院规模、发展目标、经营方针与策略和	【C】 1.医院的规模发展与功能任务相一致，经过论证与职工代表大会讨论通过。 2.床位扩展获上级卫生行政部门批准。

评审标准	评审要点
医院的功能任务相一致。	【B】符合"C"，并 经营方针与策略措施中能充分体现医院"公益性"与"非盈利性"的特征。
	【A】符合"B"，并 在本区域内医疗机构系统中体现出三级医院主导与示范作用（质量、安全、技术支持）。
6.3.3 制定中长期发展规划并组织实施，进行定期评价。	
6.3.3.1 制定与组织实施中长期发展规划，并定期评价进展。	【C】 1.根据医院的愿景与目标以及功能任务，明确医院规模，制定医院远期与中长期规划。 2.规划内容包括目标、实施方法、实施步骤、工作分工、相关预算以及年度安排等。 3.随机了解院、科室领导知晓远期与中长期主要目标与相关内容的程度。
	【B】符合"C"，并 1.医院的远期与中长期规划以及年度计划征求职工意见，经过集体讨论，由各部门参与共同制定。 2.科室员工对本科室的主要目标知晓率≥80%。
	【A】符合"B"，并 1.对中长期发展规划组织实施过程，进行定期（年度）评价，有记录。 2.院领导把握实施过程中的问题，有改进对策与措施。
6.3.4 医院的近期执行计划能传达、落实到全体员工。	
6.3.4.1 医院的近期执行计划能传达、落实到全体员工。	【C】 1.制定医院年度计划，能体现质量与安全的重要地位。 2.根据医院年度计划制定各科室的年度计划，传达、落实到全体员工。
	【B】符合"C"，并 1.年度计划经过职工代表大会讨论通过。 2.科室员工对本科室年度计划的主要目标知晓率≥80%。

评审标准	评审要点
	【A】符合"B",并 1.各部门管理人员、各科室负责人对医院年度计划目标以及本部门、本科室的主要任务知晓率≥95%(重点是质量与安全)。 2.各部门管理人员、各科室负责人可展示与讲解落实本部门、本科室主要任务的具体措施≥95%.(重点是质量与安全)。

6.3.5有科学的医院总体发展建设规划并经相关部门批准,医院建筑符合国家建设标准和消防规范,满足规模适宜、功能完善、布局合理、流程科学、环保节能、安全运行的要求。

评审标准	评审要点
6.3.5.1 医院总体发展建设规划经相关部门批准。	【C】 1.有医院总体发展建设规划并经相关部门批准。 2.按国家法律、法规及相关规章组织实施基本建设项目、在建项目及大型维修项目。
	【B】符合"C",并 1.医院总体发展建设规划与医院发展规划相符。 2.各建设项目的档案完整。
	【A】符合"B",并 加强基本建设全程监督管理,重大项目实行第三方审计,接受有关部门监督,未发现被查实的违规、违纪、违法案件。
6.3.5.2 医院建筑符合国家建设标准和消防规范,满足规模适宜、功能完善、布局合理、流程科学、环保节能、安全运行的要求。	【C】 1.医院建筑符合国家建设标准和消防规范。 2.医院建筑满足医院感染管理和医疗服务流程的需要,符合卫生学要求。
	【B】符合"C",并 新建、改建、扩建医院建筑体现"以病人为中心"的理念,满足医疗服务流程优化的需要,做到持续改进。
	【A】符合"B",并 医院所有建筑均符合消防安全要求,通过环境评估。

四、人力资源管理

评审标准	评审要点
6.4.1建立健全以聘用制度和岗位管理制度为主要内容的人事管理制度，人力资源配置符合医院功能任务和管理的需要。	
6.4.1.1 设置人力资源管理部门，人事管理制度健全。	【C】 1.设置专职人力资源管理部门，职责明确。 2.有人事管理制度与程序，并能够根据有关部门要求及时更新。 3.人事制度完整健全，通过多种渠道公布，方便职工查询。
	【B】符合"C"，并 1.相关人员对本部门、本岗位的履职要求知晓率≥80%。 2.建立健全全员聘用制度和岗位管理制度。
	【A】符合"B"，并 人力资源部门组织健全，制度完善，能够满足临床服务与医院管理需要。
6.4.1.2 医院有人力资源发展规划、人才梯队建设计划和人力资源配置方案。	【C】 1.有人力资源发展规划，符合医院功能任务和整体发展规划要求。 2.有人才梯队建设计划，符合持续发展需要。 3.有人力资源配置原则与工作岗位设置方案。 4.有人力资源配置调整方案与调整程序。
	【B】符合"C"，并 1.有落实人力资源发展规划的具体措施并得到落实。 2.人才梯队合理，满足医院持续发展需要。 3.人力资源配置与岗位设置方案得到落实。 4.按照人力资源配置调整标准和程序，根据医疗工作需求适时合理调整配置。
	【A】符合"B"，并 人才梯队建设、人力资源配置满足医院发展与医疗工作需求，符合相关标准要求。

评审标准	评审要点
6.4.1.3 卫生专业技术人员配置及其结构适应医院规模任务的需要。	【C】 各级各类卫生技术人员配比合理，至少应达到： （1）卫技人员与实际开放床位之比不低于1.1：1。 （2）卫技人员占全院总人数≥70%。 （3）护士占卫技人员总人数≥30%。 （4）病房护士总数与实际开放床位比不低于0.2：1。
	【B】符合"C"，并 病房护士总数与实际开放床位比不低于0.4：1。
	【A】符合"B"，并 人力资源配置满足医疗工作需要，与实际开放床位规模相一致。
6.4.1.4 专业技术人员具备相应岗位的任职资格。	【C】 1.在院执业的卫生技术人员全部具备相应岗位的任职资格，执业注册地点在本院。 2.主要临床、医技科室均配有高级卫生技术人员，配备高级职称人员的科室≥70%。 3.试行多点执业的地区按照卫生行政部门规定执行。
	【B】符合"C"，并 1.有专业技术人员任职资格审核程序。 2.有专业技术人员任职资格档案资料（经过审核认证的复印件）。
	【A】符合"B"，并 有岗位任职资格落实情况监管，无未经注册开展执业或跨专业、超范围执业。
6.4.1.5 有人员紧急替代机制，以保持病人获得连贯诊疗。	【C】 1.院科两级有人员紧急替代程序与替代方案。 2.有紧急替代人员的有效联络方式。 3.相关人员知晓相应的紧急替代程序和方案。
	【B】符合"C"，并 职能部门按照制度和流程，落实监督检查，有监管记录。
	【A】符合"B"，并 人员紧急替代机制落实到位，保障医疗工作的正常运行。

评审标准	评审要点
6.4.2 有卫生专业技术人员资质的认定、聘用、考核、评价管理体系，建立专业技术档案。	
6.4.2.1 卫生专业技术人员资质的认定与聘用。（★）	【C】 1.职能部门为每位卫生专业技术人员建立个人技术考评档案，并存有个人的资质文件（经审核的执业注册证、文凭、学位、教育和培训等资料复印件）。 2.卫生专业技术人员有明确的岗位职责，并具备必需的技术能力。 3.卫生专业技术人员熟悉本人的岗位职责和履职要求。
	【B】符合"C"，并 1.按照聘用周期对卫生专业技术人员资质（包括：业务水平、工作成绩和职业道德）进行重新审核评估。 2.有高危操作项目授权制度与程序，结果纳入个人技术考评档案。 3.科室有卫生专业技术人员履职考核记录与评价。
	【A】符合"B"，并 职能部门对卫生专业技术人员履职情况实施监管，进行授权后的追踪与成效评价，作为个人考核、聘用依据。
6.4.2.2 对外来短期工作人员进行技术资质管理。	【C】 1.有外来短期工作人员的技术资质管理规定、规范与程序。 2.有对直接从事临床诊疗工作的国内、外来访者的资质管理制度，并与国家的法律法规和卫生行政部门现行规定相符。 3.对国内、外来访者直接从事临床诊疗工作所发生的医疗不良事件的处理与后果承担责任。
	【B】符合"C"，并 国内、外来访者直接从事病人临床各种有创诊疗时，事先取得病人书面知情同意。
	【A】符合"B"，并 职能部门对管辖范围内的外来短期工作人员进行监管，有详细的监管记录，有工作质量追踪与成效评价。
6.4.3 有卫生专业技术人员岗前培训、继续教育和梯队建设制度并组织实施。	

评审标准	评审要点
6.4.3.1 实行卫生专业技术人员岗前培训制度。	【C】 1.有新员工上岗前的培训制度。 2.有卫生专业技术人员轮岗、转岗的上岗前培训制度。 3.由指定的职能部门负责相应的岗前培训工作。
	【B】符合"C",并 1.有针对不同培训要求制定的岗前培训大纲、教学计划。 2.有培训考核记录并将考核结果列入个人技术档案。 3.有完整的岗前培训资料。
	【A】符合"B",并 有岗前培训教学质量评价和岗前培训效果评价,持续改进岗前培训工作。
6.4.3.2 实施卫生专业技术人员继续教育制度。	【C】 1.根据卫生部、教育部《继续医学教育规定(试行)》要求,制定本院继续医学教育方案,实施卫生技术人员全员继续医学教育。 2.有继续医学教育组织机构,由职能部门负责具体组织实施。 3.有保障继续医学教育的资金投入和完善的设备设施。 4.有定期的继续医学教育督导检查,持续改进工作,检查结果与科室、个人考核成绩挂钩。 5.有继续医学教育信息库,有包括全院、科室、个人实施继续医学教育的统计、评价、考核等资料。
	【B】符合"C",并 1.全院卫生技术人员年度继续医学教育达标率≥90%。 2.近3年参加省级继续医学教育项目≥6个或参加国家级继续医学教育项目≥3个。
	【A】符合"B",并 1.全院卫生技术人员年度继续医学教育达标率≥95%。 2.近3年参加省级继续医学教育项目≥9个或国家级继续医学教育项目≥6个。
6.4.4加强重点专科建设和人才培养,有学科带头人选拔与激励机制。	

评审标准	评审要点
6.4.4.1 加强重点专科的学科建设和人才培养。	【C】 1.有临床重点专科建设发展规划。 2.有学科带头人选拔与激励机制。 3.有人才培养计划和人才梯队。 4.有临床重点专科培育与支持措施，包括经费投入等。
	【B】符合"C"，并 有省（市）级临床重点专科≥1个。
	【A】符合"B"，并 有国家级临床重点专科≥1个。
6.4.4.2 重点专科带头人的专业技术水平领先。	【C】 1.重点专科带头人的专业技术水平处在全国或本省、本地区先进之列。 2.重点专科学科带头人为国家职业卫生标委会委员。
	【B】符合"C"，并 1.重点专科的学科带头人为省级专业学术组织的主要成员（常委以上）。 2.重点专科的学科带头人具备举办国家级或本省、本地区继续教育项目的能力（近三年案例）。
	【A】符合"B"，并 1.重点专科的学科带头人为国家级专业学术组织的主要成员（常委以上）。 2.重点专科技术能力辐射以及学术成果转化成效显著。
6.4.5 贯彻与执行《中华人民共和国劳动法》等国家法律法规的要求，建立与完善职业安全防护与伤害的措施、应急预案、处理与改进的制度，上岗前有职业安全防护教育。	
6.4.5.1 贯彻与执行《中华人民共和国劳动法》等国家法律法规的要求，建立与	【C】 1.有职业安全防护应急预案。 2.有员工职业暴露损害的紧急处理程序和措施。 3.有职业安全防护的教育培训。 4.有职业安全监测制度。 5.由职能部门负责职业安全管理。

评审标准	评审要点
完善职业安全防护与伤害的措施、应急预案、处理与改进的制度，上岗前有职业安全防护教育。	【B】符合"C"，并 1.有员工的个人健康档案。 2.有高危岗位的个人安全监测（如放射剂量监测）记录档案。
	【A】符合"B"，并 主管的职能部门有监管记录、职业损害根因分析、职业安全评价，制定改进措施并得到落实。

五、信息与图书管理

评审标准	评审要点
6.5.1有以院长为核心的医院信息化建设领导小组，有负责信息管理的专职机构，建立各部门间的组织协调机制，制定信息化发展规划，有与信息化建设配套的相关管理制度。	
6.5.1.1 建立以院长为核心的信息化管理组织及负责信息管理的专职机构。	【C】 1.有院级信息化领导机构，有明确的职责并定期召开专题会议。 2.依据医院规模，设置信息管理专职机构和人员。
	【B】符合"C"，并 1.院信息化领导机构定期召开多部门的信息化建设专题会议，每年至少1次，有记录。 2.建立信息使用与信息管理部门沟通协调机制。
	【A】符合"B"，并 不断完善信息使用和管理工作，运行良好，各部门对信息工作满意。
6.5.1.2 制定信息化建设中长期规划和年度工作计划。	【C】 1.有医院信息化建设中长期规划和年度工作计划。 2.信息化建设规划与医院中长期规划一致。
	【B】符合"C"，并 规划内容应包括实施方法、实施步骤、工作分工、经费预算等。
	【A】符合"B"，并 年度目标明确，量化可行，有追踪机制。

评审标准	评审要点
6.5.1.3 有保障信息系统建设、管理的规章制度。	【C】 1.多部门共同参与制定保障医院信息系统建设、管理和信息资源共享的相关制度。 2.医院相关规章制度与信息化工作要求相适应。
	【B】符合"C",并 根据医院管理需要和信息化建设发展要求及时修定相应的规章制度。
	【A】符合"B",并 有效执行,效果良好。
6.5.2 医院信息系统能够连续、系统、准确地采集、存储、传递、处理相关的信息,为医院管理、临床医疗和服务提供包括决策支持在内的技术支撑。	
6.5.2.1 管理信息系统应用满足医院管理需求。	【C】 有医院管理信息系统（HMIS）以及相关子系统（如办公信息管理等）为医院管理提供支撑,满足医院管理需求。
	【B】符合"C",并 1.有医院资源管理信息系统（HRP） 2.有决策支持系统（DSS）。
	【A】符合"B",并 信息系统能准确收集、整理医院管理数据和医疗质量控制资料,及时自动生成各项相关的统计报表。
6.5.2.2 临床信息系统应用满足医疗工作需求。	【C】 1.有临床信息系统（CIS）。 2.主要包括医嘱处理系统、医生工作站系统、实验室系统等。
	【B】符合"C",并 1.建立基于电子病历（EMR）的医院信息平台。 2.平台支持医院医护人员的临床活动,丰富和积累临床医学知识,并提供临床咨询、辅助诊疗、辅助临床决策,以提高医疗质量和工作效率。 3.有门诊预约挂号和临床路径管理系统。
	【A】符合"B",并 1.规范临床文档内容表达,支持临床文档架构（CDA）。 2.信息系统符合《基于电子病历的医院信息平台建设技术解决方案》的有关要求,符合国家医疗管理的相关管理的规范和技术规范。

评审标准	评审要点
6.5.3 医院信息系统中各子系统之间通过集成实现信息的交换与共享；符合国家及卫生部相关的卫生信息标准和规范；按照政府的要求，支持卫生信息的区域共享和交换。	
6.5.3.1 根据国家相关规定，实现信息互联互通、交换共享。	【C】 1.医院信息系统符合国家相关标准和规范，具备信息集成与交换共享功能。 2.具备院内各部门、各科室的信息共享。 3.具备与基本医疗保障系统的信息交换。
	【B】符合"C"，并 1.具备与卫生行政部门等系统的信息交换。 2.持续改进信息共享质量。
	【A】符合"B"，并 实现区域医疗信息共享和交换（电子数据上报、医疗机构间的临床数据共享）。
6.5.4 实行信息系统操作权限分级管理，保障网络信息安全，保护患者隐私。推动系统运行维护的规范化管理，落实突发事件响应机制，保证业务的连续性。	
6.5.4.1 加强信息系统的安全保障和患者隐私保护。	【C】 1.实施国家信息安全等级保护制度，有落实的具体措施。 2.有信息系统安全措施和应急处理预案。 3.信息系统运行稳定、安全，具有防灾备份系统，实行网络运行监控，有防病毒、防入侵措施。 4.实行信息系统操作权限分级管理，信息安全采用身份认证、权限控制（包括数据库和运用系统）、病人数据使用控制、保障网络信息安全和保护病人隐私。
	【B】符合"C"，并 1.有安全监管记录，定期分析，及时处理安全预警，持续改进安全保障系统。 2.有信息安全应急演练。
	【A】符合"B"，并 信息系统安全保护等级不低于第二级。

评审标准	评审要点
6.5.4.2 加强信息系统 运行维护。	【C】 1.有信息网络运行、设备管理和维护、技术文档管理记录。 2.有信息系统变更、发布、配置管理制度及相关记录。 3.有信息系统软件更新、增补记录。 4.有信息值班、交接班制度,有完整的日常运维记录和值班记录,及时处置安全隐患。
	【B】符合"C",并 1.有信息系统运行事件(如系统瘫痪)的相关应急预案并组织演练,各部门各科室有相应的应急措施,保障全院正常运营,尤其是医疗工作在系统恢复之前不受影响。 2.有根据演练总结开展持续改进的方案和措施。
	【A】符合"B",并 有完善的监控制度与监控记录,及时处理预警事件,定期进行信息系统运行维护评价和改进方案,并组织落实。
6.5.5 有针对信息化的资金和人力资源保障。信息专业技术人员的能力和梯队,应与医院信息系统规划、建设、维护和管理的需要相匹配。	
6.5.5.1 信息化建设有 经费保障。	【C】 根据医院规模和信息化建设需求,有信息化建设及运行维护的预算。
	【B】符合"C",并 信息建设年度预算执行良好。
	【A】符合"B",并 加强信息建设经费审计与监管,保障投入效益。
6.5.5.2 信息系统专职 技术人员配置 合理并有专业 培训。	【C】 1.专职信息技术人员配置能满足医院信息管理需要。 2.岗位设置合理,岗位职责、技术等级明确。 3.有人员录用、教育培训、授权审批、人员离岗和人员考核制度。
	【B】符合"C",并 专职技术人员每年专业技术培训时间不低于20学时。
	【A】符合"B",并 对专职技术人员加强监管,有工作日志、考核记录和完整的技术档案。

评审标准	评审要点
6.5.6根据临床、教学、科研和管理的需要，有计划、有重点地收集国内外各种医学及相关学科的文献，开展多层次、多种方式的读者服务工作，提高信息资源的利用率。	

评审标准	评审要点
6.5.6.1 图书馆基本设置和藏书数量能满足临床科研教学需求，实施支持网上预约、催还、续借和馆际互借，能提供网络版医学文献数据库检索服务。	【C】 1.有医学图书馆工作制度和医学图书馆信息服务制度。 2.提供网络版医学文献数据库检索服务（中文、外文）。
	【B】符合"C"，并 有网上图书预约、催还、续借和馆际互借服务。 2.藏书数量符合要求（包括电子图书）不低于3000册/百名卫技人员。
	【A】符合"B"，并 开展定题检索、课题查新、信息编译和分析研究以及最新文献报道等信息服务工作，满足临床、教学、科研、管理和员工的需求。

六、财务与价格管理

评审标准	评审要点
6.6.1执行《中华人民共和国会计法》《中华人民共和国预算法》《中华人民共和国审计法》《医院会计制度》和《医院财务制度》等相关法规制度，财务机构设置合理、人员配置到位，财务管理体制、经济核算规范，财务制度健全，财务管理部门集中统一管理经济活动。	
6.6.1.1 执行相关法律法规，财务管理制度健全，财务管理体制和机构设置合理。	【C】 1.根据相关法律法规的要求，制定健全医院财务管理制度，并根据政策法规变动情况及时更新。 2.实行"统一领导，集中管理"的财务管理体制，医院财务活动在院长领导下，由医院财务部门集中管理。 3.有内部监督制度和经济责任制。 4.有月度、季度、年度财务报告。 5.相关人员知晓本部门、本岗位的制度要求。

评审标准	评审要点
6.6.1.1 执行相关法律法规，财务管理制度健全，财务管理体制和机构设置合理。	【B】符合"C"，并 1.定期开展财务管理制度的培训与教育，对更新后的财务管理制度有培训的记录。 2.年度财务报告按规定经过注册会计师审计。 3.财务监督实行事前、事中、事后监督相结合，日常监督与专项检查相结合，并接受上级有关部门监督。
	【A】符合"B"，并 1.无违法违规案件，无"小金库"。 2.有定期财务管理总结分析报告，持续改进财务工作。
6.6.1.2 财务管理人员配置合理，岗位职责明确。	【C】 1.财务人员配置到位，会计人员持证上岗。 2.各级各类人员有明确的岗位职责。 3.相关人员知晓本部门、本岗位的履职要求。
	【B】符合"C"，并 1.财务部门负责人有会计师以上专业技术职务资格或至少从事会计工作5年以上经历。 2.有对人员的业务培训计划和执行记录。
	【A】符合"B"，并 重要岗位有轮转机制，转岗前进行新岗位上岗培训。
6.6.2 有规范的经济活动决策机制和程序，实行重大经济事项集体决策制度和责任追究制度。	
6.6.2.1 有规范的经济活动决策机制和程序，实行重大经济事项集体决策制度和责任追究制度。	【C】 1.有经济活动决策机制和程序。 2.有重大经济事项集体决策制度和责任追究制度。
	【B】符合"C"，并 1.对重大经济事项决策实行权限管理、分级负责。 2.重大经济项目有翔实、合理的立项论证报告。
	【A】符合"B"，并 对重大经济项目有跟踪评价、成本效益分析和审计，向职代会报告。

评审标准	评审要点
6.6.3 实行成本核算，降低运行成本。控制医院债务规模，降低财务风险，加强资产管理，提高资产使用效益。	
6.6.3.1 实现成本核算，降低运行成本。	【C】 1.有成本管理相关制度。 2.加强成本控制，建立健全成本定额管理、费用审核等相关制度，采取有效措施控制成本费用支出。 3.有专职成本核算人员负责成本核算工作，有岗位职责。
	【B】符合"C"，并 1.建立科学、精细的科室成本核算、医疗服务项目成本核算、病种成本核算、床日和诊次成本核算。 2.按时完成成本核算月报表，有季度、半年和年度成本分析报告。
	【A】符合"B"，并 根据成本分析报告，向医院管理层提交相关建议，控制成本费用支出，提高医院成本效益。
6.6.3.2 控制医院债务规模，加强资产管理，提高国有资产使用效益。	【C】 1.有收支结余管理、流动资产和固定资产管理制度。 2.严格控制对外投资，对医疗服务相关领域的对外投资经过充分论证并获上级有关部门批准，并进行专项监督管理。 3.有流动资产、固定资产和无形资产管理以及负债管理等相关制度，非流动负债按规定审批。
	【B】符合"C"，并 有对医院资产管理的监管机制，定期分析评价，保障国有资产保值增值。
	【A】符合"B"，并 有根据监管评价建议，持续改进资产管理工作，资产负债率、流动比率、速动比率等指标控制在合理范围内。
6.6.4 按照药品和医疗服务价格有关政策，严格执行医疗服务和药品价格。无自立项目、分解项目、比照项目收费和重复收费。	

评审标准	评审要点
6.6.4.1 按照有关政策规定，合理配置医院价格管理部门和人员。	【C】 1.有价格管理部门，制定和落实相应制度。 2.有价格管理专（兼）职人员和相应的岗位职责，能够正确掌握医药价格政策。
	【B】符合"C"，并 合理配置价格管理人员，满足工作需要。
	【A】符合"B"，并 有价格管理人员考核相关制度和记录。
6.6.4.2 健全、完善医院内部医药价格管理机制和医药价格管理制度。	【C】 1.全面落实价格公示制度，提高收费透明度。 2.有明确的价格管理工作流程。 3.有医院内部医药价格管理机制和价格管理制度。 4.有医药收费复核制度与监管措施。
	【B】符合"C"，并 不断完善医院内部医药价格管理机制和医药价格管理制度，持续改进和优化价格管理工作质量与流程。
	【A】符合"B"，并 定期对各部门、各科室的价格执行情况进行监管，监管结果纳入科室考核。
6.6.4.3 积极开展并不断改进医院内部价格管理工作。	【C】 1.根据国家有关规定调整价格，准确维护医药价格数据库信息。 2.有保障医药价格信息管理系统信息真实、准确的措施。 3.提供价格咨询服务。 4.有价格投诉处置机制和处理程序，有专人负责价格投诉处置工作，处理及时。
	【B】符合"C"，并 1.开展医院内部价格监督自查，出院患者的医药费用复核落实到位，及时纠正不规范收费行为。 2.有价格投诉分析报告，提出整改意见。
	【A】符合"B"，并 落实整改措施，持续改进价格管理工作，无违规收费。

评审标准	评审要点
6.6.5执行《中华人民共和国政府采购法》《中华人民共和国招标投标法》及相关规定，执行药品、高值耗材集中采购制度和相关价格政策。	
6.6.5.1 按照相关规定建立详细的药品及高值耗材采购制度和流程，有严格的管理和审批程序。	【C】 1.按照相关规定建立医院药品及高值耗材采购制度和流程。 2.所有招标药品及高值耗材全部纳入集中招标采购，做到公开、公正、透明。 3.对政府采购目录外药品及高值耗材采购有严格管理和审批程序。
	【B】符合"C"，并 职能部门应对招标采购项目执行情况进行管理。
	【A】符合"B"，并 内部审计部门对招标采购项目执行情况进行评价，无相关违规违纪违法事件。
6.6.6建立与完善医院内部控制，实施内部和外部审计制度，有工作制度与计划，对医院经济运行情况进行定期评价与监控，审计结果对院长负责。	
6.6.6.1 建立与完善医院内部控制，实施内部和外部审计制度，有工作制度与计划，对医院经济运行情况进行定期评价与监控，审计结果对院长负责。	【C】 1.有医院内部审计制度。 2.有医院内部审计机构及专职的审计人员，有明确的岗位职责。 3.有年度内部审计计划，对医院经济运行情况进行定期评价与监控（如对医院有关部门和项目进行内部审计；对政府采购项目、重大经济活动项目等）。
	【B】符合"C"，并 医院年度财务报告按规定经审计部门审计，有注册会计师签发的"医院年度财务审计报告"。
	【A】符合"B"，并 1.医院对审计报告的相关意见和建议有整改的措施及成效追踪。 2.向职工代表大会报告审计工作情况。
6.6.7按照《中华人民共和国预算法》和财政部门、职能部门关于预算管理的有关规定，科学合理编制预算，严格执行预算，加强预算管理、监督和绩效考评。	

评审标准	评审要点
6.6.7.1 按照预算管理制度，编制医院年度预算。	【C】 1.建立健全预算管理制度，包括预算编制、审批、执行、调整、决算、分析和考核等制度。 2.医院所有收支全部纳入预算管理，实行全面预算管理。
	【B】符合"C"，并 按规范程序进行预算编制、审批和调整。
	【A】符合"B"，并 对内部审计部门预算制度执行情况进行审计，结果对院长负责。
6.6.7.2 严格执行预算，加强预决算管理和监督。	【C】 1.医院严格执行批复的预算，并将预算逐级分解，落实到责任科室和责任人。 2.定期进行预算执行结果的分析和考核。 3.按照规定及时编制年度决算，报财政部门审核。 4.根据财政部门对决算批复意见，及时调整有关数据。
	【B】符合"C"，并 将部门预算执行结果、成本控制目标实现情况和业务工作效率作为内部业务综合考核内容，定期进行考核。
	【A】符合"B"，并 1.有预算执行情况分析报告和相关的改进措施，加强预算管理。 2.将预算考核结果与年终内部收入分配挂钩。

6.6.8 内部收入分配情况，以综合绩效考核为依据，突出服务质量、数量，个人分配不得与业务收入直接挂钩。

6.6.8.1 医院有绩效工资管理制度，明确规定个人收入不与业务收入直接挂钩。	【C】 1.有绩效工资管理制度。 2.有制度与程序的明确规定，个人收入不与业务收入直接挂钩。 3.相关人员知晓医院收入分配方案。
	【B】符合"C"，并 1.综合绩效考核突出医德医风、技术能力、服务质量和数量等。 2.有持续改进内部收入分配制度，体现公平公正的原则。
	【A】符合"B"，并 绩效考核与分配方案经过职工代表大会讨论通过。

七、医德医风管理

评审标准	评审要点
6.7.1 执行《关于建立医务人员医德考评制度的指导意见（试行）》，尊重、关爱患者，主动、热情、周到、文明为患者服务，严禁推诿、拒诊患者。	
6.7.1.1 医院有负责医德医风管理的组织体系，有明确的职能部门负责医德医风管理与考核。	【C】 1.有医德医风管理组织体系，有职能部门负责管理与考评。 2.有职能部门与其他职能部门的协调机制。 3.有医德医风考评方案和量化标准。 4.定期对医务人员进行考评。
	【B】符合"C"，并 有完整规范的医德考评档案。
	【A】符合"B"，并 通过考评推动医德医风建设。
6.7.1.2 将医德医风的要求纳入各级各类医务人员和窗口服务人员的岗位职责。	【C】 1.各级各类医务人员和窗口服务人员的岗位职责中，有医德医风的要求。 2.有对岗位职责与行为规范的教育培训。 3.相关人员知晓本部门、本岗位的履职要求。
	【B】符合"C"，并 有对各级各类人员履职督查和考核。
	【A】符合"B"，并 根据监督检查结果，提出改进措施并落实。
6.7.1.3 文明行医，严禁推诿、拒诊患者。	【C】 1.严格执行首诊负责制、危重病人抢救制度和转诊转院等核心制度，文明行医，严禁推诿、拒诊病人。 2.医务人员熟悉相关核心制度与规范要求。
	【B】符合"C"，并 对上述工作进行督导检查，其结果纳入医务人员医德考评。
	【A】符合"B"，并 根据监督检查结果，提出改进措施并落实。
6.7.2 有医德医风建设的制度、奖惩措施并认真落实。	

评审标准	评审要点
6.7.2.1 建立医德医风建设规章制度、奖惩措施并认真落实。	【C】 1.有医德医风建设、考评和奖惩等制度。 2.医德考评结果在本院内公示，征求意见。 3.医德考评结果与医务人员的晋职晋级、岗位聘用、评先评优、绩效工资、定期考核等直接挂钩。
	【B】符合"C"，并 有多部门共同参与的医德医风考评及结果共享机制。
	【A】符合"B"，并 落实奖惩，医德医风建设有成效，有优秀科室及个人的宣传、表彰、奖励措施并落实。
6.7.3 有制度与相关措施对医院及工作人员不得通过职务便利谋取不正当利益的情况进行监控与约束。	
6.7.3.1 有制度与相关措施对医院及工作人员不得通过职务便利谋取不正当利益的情况进行监控与约束。	【C】 1.有廉洁自律的工作规范、制度和程序，支持医院及其工作人员"不得通过职务便利谋取不正当利益"。 2.对全体员工，尤其重点部门、重点人员进行廉洁自律及警示教育。 3.有廉洁自律工作的自查和督查。 4.由职能部门负责监管。
	【B】符合"C"，并 1.有重点岗位、重点人员轮岗机制。 2.对存在问题和隐患有分析及反馈，有改进措施。
	【A】符合"B"，并 监督管理有成效，无违法违规违纪案例。

八、后勤保障管理

评审标准	评审要点
6.8.1 有后勤保障管理组织、规章制度与人员岗位职责。后勤保障服务能够坚持"以患者为中心，为医院职工服务"的理念，满足医疗服务流程需要。	

评审标准	评审要点
6.8.1.1 后勤保障管理组织机构健全，规章制度完善，人员岗位职责明确。后勤保障服务坚持"以病人为中心，为医院职工服务"，满足医疗服务流程需要。	【C】 1.后勤保障管理组织机构健全，规章制度完善，岗位职责明确，体现"以病人为中心，为医院职工服务"，满足医疗服务流程需要。 2.后勤人员知晓岗位职责和相关制度，有定期教育培训活动。 【B】符合"C"，并 后勤保障部门有为患者、员工服务的具体措施并得到落实。 【A】符合"B"，并 患者、员工对服务工作满意度高。

6.8.2 水、电、气、物资供应等后勤保障满足医院运行需要，严格控制与降低能源消耗，有具体可行的措施与控制指标。

6.8.2.1 水、电、气等后勤保障满足医院运行需要。严格控制与降低能源消耗，有具体可行的措施与控制指标。	【C】 1.有水、电、气等后勤保障的操作规范，合理配备人员，职责明确，按规定持证上岗。 2.水、电、气供应的关键部位和机房有规范的警示标志，张贴和悬挂相关操作规范和设备设施的原理图，有作业人员24小时应急服务。 3.有日常运行检查、定期定级维护保养，且台账清晰。 4.有明确的故障报修、排查、处理流程，有夜间、节假日出现故障时的联系维修方式和方法。 5.有水、电、气等后勤保障应急预案，并组织演练。 【B】符合"C"，并 有节能降耗、控制成本的计划、措施与目标，并落实到相关科室与班组。 【A】符合"B"，并 1.有根据演练效果评价和定期检查情况的改进措施并落实。 2.后勤保障安全、有序、到位，无安全事故。 3.节能降耗工作有成效。

评审标准	评审要点
6.8.2.2 有完善的物流供应系统，物资供应满足医院需要。	【C】 1.物流系统完善，有专职部门负责。 2.有明确的物资申购、采购、验收、入库、保管、出库、供应、使用等相关制度与流程，记录完整。 3.有适宜的存量管理及应急物资采购预案。
	【B】符合"C"，并 1.依据使用部门业务需求和意见，制定物资采购计划。 2.有物资下送科室的相关制度并严格执行。
	【A】符合"B"，并 定期征求各部门意见，开展物流工作追踪与评价，并持续改进。
6.8.3 为员工提供膳食服务，为患者提供营养膳食指导，提供营养配餐和治疗饮食，满足患者治疗需要，保障饮食卫生安全。	
6.8.3.1 有专职部门或专人负责医院膳食服务，并建立健全各项食品卫生安全管理制度和岗位责任。	【C】 1.根据医院规模，有专职部门和人员负责医院膳食服务。 2.有各项食品卫生安全管理制度和岗位责任。 3.膳食服务外包的，医院需确认供应商生产、运输及院内分送场所的设施与卫生条件符合国家食品卫生法规要求。 4.相关人员应知晓食品安全相关法律法规和食品卫生知识。
	【B】符合"C"，并 1.建立以食品卫生为核心的餐饮服务质量监管体系，保障食品安全，满足供应，开展监管评价。 2.有配送餐饮为医疗工作服务的措施并落实。
	【A】符合"B"，并 定期征求就餐人员意见，开展膳食服务追踪与评价，并持续改进。
6.8.3.2 食品原料采购、仓储和加工规范，符合卫生管理要求。	【C】 1.有食品原料采购、仓储、加工的卫生管理相关制度和规范，符合卫生管理要求。 2.有食品留样相关制度。 3.相关人员知晓本部门、本岗位的履职要求。

评审标准	评审要点
	【B】符合"C"，并 1.有措施保障食品卫生管理相关制度和规范的落实。 2.有监管评价及相关记录。
	【A】符合"B"，并 根据监管情况改进食品卫生管理。
6.8.3.3 有突发食品安全事件应急预案。	【C】 1.有根据相关法律法规制定的突发食品安全事件应急预案。 2.相关人员知晓本部门、本岗位的应急职责与应急流程。
	【B】符合"C"，并 有根据预案开展的应急演练，有记录、有总结和改进措施。
	【A】符合"B"，并 安全改进措施得到落实。
6.8.4有健全的医疗废物管理制度。医疗废物的收集、运送、暂存、转移、登记造册和操作人员职业防护等符合规范。污水管理和处置符合规定。	
6.8.4.1 建立健全医疗废物和污水处理管理规章制度和岗位职责。	【C】 1.有医疗废物与污水处理的规章制度和岗位职责。 2.污水处理系统符合相关法律法规的要求。 3.有专人负责医疗废物和污水处理工作，上岗前经过相关知识培训合格。
	【B】符合"C"，并 职能部门对制度与岗位职责落实情况有监管、评价和记录。
	【A】符合"B"，并 有根据监管情况的改进措施，并得到落实。
6.8.4.2 工作人员的安全防护符合规定。	【C】 1.有安全防护规定。 2.工作人员经过相关培训合格。
	【B】符合"C"，并 有安全防护的完整监管资料。
	【A】符合"B"，并 有根据监管情况改进安全防护的措施，并得到落实。

评审标准	评审要点
6.8.4.3 医疗废物处置和污水处理符合规定。（★）	【C】 1.医疗废物处置设施设备运转正常，有运行日志。 2.污水处理系统设施设备运转正常，有运行日志与监测的原始记录。污水处理系统通过环保部门评价。 3.医疗废物处理符合环保要求。
	【B】符合"C"，并 职能部门依据相关标准和规范进行监管。
	【A】符合"B"，并 1.有根据监管情况改进工作的具体措施，并得到落实。 2.无环保安全事故。
6.8.5 安全保卫组织健全，制度完善，人员、设备、设施满足要求符合规范。	
6.8.5.1 安全保卫组织健全，制度完善；保卫科人员配备结构合理，岗位职责明确。	【C】 1.安全保卫组织健全。 2.有全院安全保卫部署方案和管理制度。 3.保卫人员配备结构合理，岗位职责明确。 4.保卫人员知晓相关制度和岗位职责。
	【B】符合"C"，并 安全保卫人员经过相应的技能培训。
	【A】符合"B"，并 由职能部门对安全保卫工作进行监管，并有持续改进成效。
6.8.5.2 有应急预案，定期组织演练。	【C】 1.有安全保卫应急预案。 2.相关人员知晓安全保卫应急预案的相关内容和要求。
	【B】符合"C"，并 定期（至少每年一次）组织演练。
	【A】符合"B"，并 有根据演练评价提出的整改措施，并得到落实。
6.8.6 安全保卫设备实施完好，重点环境、重点部位安装视频监控设施，监控室符合相关标准。	

评审标准	评审要点
6.8.6.1 安全保卫设备设施完好，重点环境、重点部位安装视频监控设施，监控室符合相关标准。	【C】 1.各种安全保卫设备设施配置完好，满足管理要求。 2.有完整的全院安全网络信息库和设备设施清单。 3.有视频监控系统应用解决方案，在重点环境、重点部位（如财务、仓库、档案室、计算机中心等）安装视频监控设施，有完善的防盗监控系统。 4.视频监控室符合相关标准，有严格管理制度。 5.视频监控系统的技术要求应符合公安部"视频安防监控系统技术要求"。
	【B】符合"C"，并 1.视频监控系统应采用数字硬盘录像机等作为图像记录设备。 2.医院有一定维护能力或外包服务，做到在出现故障时，能在1小时内现场响应，并保证故障现场解决时间降低到2小时。 3.有完整的监管记录和维护记录。
	【A】符合"B"，并 监控设备设施完好率100%，监控安全有效。
6.8.6.2 合理使用视频监控资源。	【C】 1.有视频监控资源使用的制度与程序。 2.有明确的隐私保护规定。 3.进行24小时图像记录，保存时间至少不少于30天。 4.系统应具有时间、日期显示以及记录和调整功能，时间误差应在30秒以内。
	【B】符合"C"，并 1.严格执行视频监控资源使用权限管理规定。 2.有保护隐私的具体措施，并能落实到位。 3.有严格的资源使用审批和完整的资源使用记录。
	【A】符合"B"，并 1.视频监控资料保存真实、完好、有效，在规定时限内无信息丢失。 2.有监管记录及根据存在的问题采取相应的管理措施，并得到落实。

评审标准	评审要点
6.8.7 医院消防系统管理符合国家相关标准，有定期演练；灭火器材、压力容器、电梯等设备按期年检。	
6.8.7.1 进行消防安全管理。（★）	【C】 1.有消防安全管理制度、教育制度和应急预案。 2.有消防安全管理部门，消防安全管理措施和管理人员岗位职责。 3.消防安全教育纳入新员工培训考核内容，定期（至少每年一次）进行全院职工的消防安全教育。 4.每月至少组织一次消防安全检查，同时根据消防安全要求，开展年度检查、季节性检查、专项检查等，有完整的检查记录。 5.消防通道通畅，防火器材（灭火器、消防栓）完好，防火区域隔离符合规范要求。 6.加强对消防安全重点部门、重要部位的防范与监管，有监管记录。
	【B】符合"C"，并 1.定期（至少每年一次）进行特殊部门的消防演练。 2.全院职工熟悉消防安全常识，掌握基本消防安全技能，知晓报警、初起火灾的扑救方法，会使用灭火器材，能自救、互救和逃生，按照预案疏散病人。 3.科室消防安全职责管理落实到人，每班人员有火灾时的应急分工。
	【A】符合"B"，并 医院所有部门和建筑均符合消防安全要求。
6.8.7.2 加强特种设备管理。	【C】 1.有管理制度和管理人员岗位职责。 2.有操作规程，专人负责，作业人员持证上岗，有相关操作记录。 3.有维护、维修、验收记录。 4.年检合格，并公示年检标签。
	【B】符合"C"，并 1.定期进行培训教育，有三级安全教育卡。 2.职能部门有完整的特种设备清单和档案资料，有监管记录。
	【A】符合"B"，并 特种设备完好率100%。

评审标准	评审要点
6.8.7.3 加强危险品管理。	【C】 1.有危险品安全管理部门、制度和人员岗位职责。 2.作业人员熟悉岗位职责和管理要求，经过相应培训，取得相应资质。 3.有完整的危险品采购、使用、消耗等登记资料，账物相符。 4.有相应的危险品安全事件处置预案，相关人员熟悉预案及处置程序。
	【B】符合"C"，并 1.加强危险品监管，重点为易燃、易爆、有毒有害物品以及放射源等危险品和危险设施。 2.定期进行巡查，专人负责，有相关记录。
	【A】符合"B"，并 职能部门有根据监管情况进行整改的措施，并得到落实。
6.8.8 后勤相关技术人员持证上岗，按技术操作规程工作。	
6.8.8.1 遵守国家法律、法规要求，相关岗位操作人员应具有上岗证、操作证，且操作人员应掌握技术操作规程。	【C】 1.遵守国家法律、法规要求，相关岗位操作人员应具有上岗证、操作证，法律、法规无特别要求的其他非专业特殊工种，经相关省级行业协会培训合格。 2.操作人员均掌握技术操作规程。
	【B】符合"C"，并 定期参加或举办相关教育培训活动。
	【A】符合"B"，并 有对相关人员进行监管和考核机制，有监管和考核记录。
6.8.9 医院环境卫生符合爱国卫生运动和无烟医院的相关要求，美化、硬化、绿化达到医院环境标准要求，为患者提供温馨、舒适的就医环境。	
6.8.9.1 环境卫生符合爱国卫生运动和无烟医院的相关要求，环	【C】 1.有爱国卫生运动委员会，有指定的部门和人员负责医院环境卫生工作，制定环境卫生工作计划并组织实施。 2.医院环境优美、整洁、舒适，符合爱国卫生运动委员会和无烟医院相关要求。

评审标准	评审要点
境美化、绿化，道路硬化，做到优美、整洁、舒适。	【B】符合"C"，并 有对上述工作的监管，制定并落实改进环境卫生工作的计划和措施。
	【A】符合"B"，并 医院获得政府有关部门关于环境卫生，或绿化工作，或无烟医院的表彰或称号。
6.8.10 对外包服务质量与安全实施监督管理。	
6.8.10.1 制定外包业务管理制度。	【C】 1.有职能部门与专人负责全院各类外包业务管理，制定外包业务的遴选、管理等相关制度和办法。 2.所有外包业务都应有明确、详细的合同，规定的双方权利和义务以及服务的内容和标准。 3.有外包业务的项目评估、审核制度与程序。
	【B】符合"C"，并 1.有外包业务的监督考核机制。 2.有考核记录，对违约事实根据合同落实违约责任。 3.能根据实际情况（如政策法规、功能任务变化等）定期与外包业务承包者进行沟通和协商，必要时修订外包合同。
	【A】符合"B"，并 1.有年度外包业务管理的质量安全评估报告。 2.有年度外包业务管理的内部审计报告。 3.有改进外包业务质量的机制与案例。

九、医学装备管理

评审标准	评审要点
6.9.1 医学装备管理符合国家法律、法规及卫生行政部门规章、管理办法、标准的要求，按照法律、法规，使用和管理医用含源仪器（装置）。	
6.9.1.1 建立医学装备管理部门。	【C】 1.根据"统一领导、归口管理、分级负责、责权一致"原则建立院领导、医学装备管理部门和使用部门三级管理制度，成立医学装备委员会。 2.根据国家法律、法规及卫生行政部门规章、管理办法、标准要求，履行医学装备管理。
	【B】符合"C"，并 职能管理部门和相关人员了解相关法律法规和部门规章，知晓、履行相关制度和岗位职责。
	【A】符合"B"，并 有监管和考核机制，有监管和考核记录。
6.9.2 有医学装备管理部门，有人员岗位职责和工作制度，有设备论证、采购、使用、保养、维修、更新和处置制度与措施。	
6.9.2.1 建立医学配备管理组织，技术人员配置合理。	【C】 1.根据医院规模及医学装备情况建立相应的医学装备部门，配备管理与使用技术人员，专（兼）职医学装备的管理与维护、维修，人员配置合理。 2.使用大型医用设备的相关医师、操作人员、工程技术人员须接受岗位培训，业务能力考评合格方可上岗操作。
	【B】符合"C"，并 对医学装备使用人员进行应用培训和考核，合格后方可上岗操作。
	【A】符合"B"，并 有医学装备使用人员岗位考核和再培训机制，有考核培训记录。

评审标准	评审要点
6.9.2.2 制定相关工作制度、职责和工作流程。	【C】 1.有医学装备管理制度、人员岗位职责。 2.有医学装备论证、决策、购置、验收、使用、保养、维修、应用分析和更新、处置等相关制度与工作流程。 【B】符合"C"，并 有医学装备管理制度与岗位职责的监管与考核机制。 【A】符合"B"，并 1.有根据监管情况进行改进的措施，并得到落实。 2.有考核的相关资料。
6.9.3 按照《大型医用设备配置与使用管理办法》，加强大型医用设备配置管理，优先配置功能适用、技术适宜的医疗设备；相关大型设备的使用人员持证上岗，应有社会效益、临床使用效果、应用质量功能开发程序等分析。	
6.9.3.1 制定常规与大型医学装备配置方案。	【C】 1.有医学装备配置原则与配置标准，根据医院功能定位和发展规划，制定医学装备发展规划和配置方案。优先配置功能适用、技术适宜、节能环保的装备。注重资源共享，杜绝盲目配置。 2.有医学装备购置论证相关制度与决策程序，单价在50万元及以上的医学装备有可行性论证。 3.购置纳入国家规定管理品目的大型设备，须持有配置许可证。 【B】符合"C"，并 1.有根据全国卫生系统医疗器械仪器设备分类与代码，建立的医学装备分类、分户电子账目，实行信息化管理。 2.有健全的医学装备档案管理制度与完整的档案资料，单价在5万元及以上的医学装备按照集中统一管理的原则，做到档案齐全、账目明晰、账物相符、完整准确。 【A】符合"B"，并 有对医学装备配置方案的全程监管和审计以及完整的相关资料。

评审标准	评审要点
6.9.3.2 有大型医用设备成本效益、临床使用效果、质量等分析。	【C】 1.有医学装备使用评价相关制度。 2.有大型医用设备使用、功能开发、社会效益、成本效益等分析评价。
	【B】符合"C"，并 分析评价报告提供给装备委员会并反馈到有关科室。
	【A】符合"B"，并 1.分析评价报告涉及的问题得到改进。 2.分析评价报告的结果作为调整相关装备采购的参考。
6.9.4 开展医疗器械临床使用安全控制与风险管理工作，建立医疗器械临床使用安全事件监测与报告制度，定期对医疗器械使用安全情况进行考核和评估。	
6.9.4.1 加强对医学装备安全有效管理，对医疗器械临床使用安全控制与风险管理有明确的工作制度与流程。建立医疗器械临床使用安全事件监测与报告制度。	【C】 1.有医学装备临床使用安全控制与风险管理的相关工作制度与流程。 2.有医学装备质量保障,医学装备须计（剂）量准确、安全防护、性能指标合格方可使用。 3.有生命支持类、急救类、辐射类、灭菌类和大型医用设备等医学装备临床使用安全监测与报告制度。 4.有鼓励医学装备临床使用安全事件监测与报告的措施。 5.相关临床、医技使用部门与医学装备管理部门的人员均能知晓。
	【B】符合"C"，并 1.职能部门建立医疗器械临床使用安全监测和安全事件报告分析、评估、反馈机制，根据风险程度，发布风险预警，暂停或终止使用高风险器械。 2.及时向卫生行政部门和有关部门报告医疗器械临床使用安全事件，有完整的信息资料。
	【A】符合"B"，并 1.有对科室医疗器械临床使用安全管理的考核机制。 2.有医疗器械临床使用安全事件监测与报告的追踪分析资料。

评审标准	评审要点
6.9.4.2 加强特殊装备技术安全管理。	【C】 1.特殊装备（如高压容器、放射装置等）具有生产、安装合格证明以及根据规定必备的许可证明。 2.特殊装备操作人员经过培训，具有相应的上岗资格。
	【B】符合"C"，并 装备管理部门对特殊装备定期自查和监测，有完整的自查和监测资料。
	【A】符合"B"，并 有根据自查和监测情况改进特殊装备安全的措施，并得到落实。
6.9.4.3 加强计量设备监测管理。	【C】 1.有计量设备监测管理的相关制度。 2.有计量设备清单、定期检测记录和维修记录等相关资料。 3.经检测的计量器具有计量检测合格标志，标志显示检测时间与登记记录一致。
	【B】符合"C"，并 为临床提供准确的计量设备，无"计量错误"的原因所致的医疗安全事件。
	【A】符合"B"，并 医院使用的计量器具100%有计量检测合格标志，100%在有效期内。
6.9.5有医疗仪器设备使用人员的操作培训，为医疗器械临床合理使用提供技术支持与咨询服务。	
6.9.5.1 建立医疗仪器设备使用人员操作培训和考核制度，职能部门加强监管，提供咨询服务与技术指导。	【C】 1.有医疗仪器设备使用人员操作培训和考核制度与程序。 2.医疗设备操作人员经过相应设备操作培训。 3.医疗装备部门为临床合理使用医疗器械提供技术支持、业务指导、安全保障与咨询服务。
	【B】符合"C"，并 1.有医疗设备操作手册并随设备存放，供方便查阅。 2.有设备操作人员的考核记录。 3.装备管理部门对设备使用情况定期监管，提供技术服务和咨询指导。

评审标准	评审要点
	【A】符合"B"，并 有职能部门根据监管和考核情况对全院设备进行操作和维护的分析报告，规范使用，减少误操作，提高设备的使用周期。

6.9.6有保障装备处于完好状态的制度与规范，用于急救、生命支持的仪器装备要始终保持在待用状态，建立全院应急调配机制。

评审标准	评审要点
6.9.6.1 建立保障装备的管理制度与规范。	【C】 1.有保障医学装备使用的相关管理制度和规范。 2.医学装备管理部门对医学装备实行统一保障（保养、维修、校验、强检）管理，并指导操作人员履行日常保养和维护。 3.有全院装备清单和具体保障要求与规范。
	【B】符合"C"，并 1.有医学装备保障情况的登记资料，信息真实、完整、准确。 2.有医学装备故障维修情况的分析报告，用于指导装备的规范使用。
	【A】符合"B"，并 根据对装备使用的监管分析，提出整改措施，并得到落实。
6.9.6.2 用于急救、生命支持的仪器装备要始终保持在待用状态。（★）	【C】 1.有急救类、生命支持类医学装备应急预案，保障紧急救援工作需要。 2.各科室急救类、生命支持类装备时刻保持待用状态。
	【B】符合"C"，并 职能部门对急救类、生命支持类装备完好情况和使用情况进行实时监管。
	【A】符合"B"，并 急救类、生命支持类装备完好率100%。
6.9.6.3 建立全院保障装备应急调配机制。	【C】 1.建立医学装备应急预案的管理程序，装备故障时有紧急替代流程。 2.优先保障急救类、生命支持类装备的应急调配。 3.医务人员知晓医疗装备应急预案的管理与替代程序。

评审标准	评审要点
	【B】符合"C",并 有装备应急调配演练和监管。
	【A】符合"B",并 有根据监管提出的整改措施,并得到落实。
6.9.6.4 加强医用耗材和一次性使用无菌器械的管理。	【C】 1.有医用耗材和一次性使用无菌器械的管理制度与程序以及相关记录(采购记录、溯源管理、储存管理、档案管理、销毁记录等)。 2.有医用耗材和一次性使用无菌器械的采购记录管理。采购记录内容应当包括企业名称、产品名称、原产地、规格型号、产品数量、生产批号、灭菌批号、产品有效期、采购日期等,确保能够追溯至每批产品的进货来源。 3.有医用耗材和一次性使用无菌器械的使用程序与记录。 4.有不良事件监测与报告制度与程序。
	【B】符合"C",并 1.职能部门职责明确,对高值耗材和一次性使用无菌器械的采购与使用情况进行监督检查。 2.有鼓励相关不良事件的监测与报告措施和报告记录。
	【A】符合"B",并 有监管情况与不良事件的分析报告,有改进措施并得到落实。

6.9.7 由科主任、工程师与具备资质的质量控制人员组成的质量与安全管理团队,能够用质量与安全管理核心制度、岗位职责与质量安全指标,落实全面质量管理与改进制度,定期通报医疗器械临床使用安全与风险管理监测的结果。

6.9.7.1 成立科室医学装备质量与安全管理团队。	【C】 1.由科主任与具备资质的质量控制人员组成质量与安全管理团队,负责医疗装备的质量和安全管理。 2.有保证服务质量的相关文件,包括岗位职责,继续教育,医学装备的管理、使用、维修,安全防护管理相关制度以及医学装备意外应急管理等相关制度。 3.相关人员知晓本部门、本岗位的履职要求。

评审标准	评审要点
	【B】符合"C",并 1.对从事医学装备质量和安全管理的进行基本知识和基本技能的培训与教育。 2.有落实各项规章、制度、规范等管理文件的监管与分析。
	【A】符合"B",并 根据实际情况变化及时修订相应的制度,并有培训、试用、再完善的程序。
6.9.7.2 有明确的质量与安全指标,科室能开展定期评价活动,解读评价结果,有持续改进效果的记录。	【C】 1.医学装备部门有明确的质量与安全指标。 2.科室能开展定期评价活动,解读评价结果: (1)操作者自我检查。 (2)专(兼)职人员质控活动。 (3)有医学装备、器械临床使用安全与风险管理的监测制度与记录。 (4)有临床使用医学装备、器械所致意外事件的防范措施,发生后有报告、检查、处理的流程、规定与记录。 3.相关人员知晓本科/室/组的质量与安全指标要求。
	【B】符合"C",并 1.定期通报医疗器械临床使用安全与风险管理的监测结果。 2.对存在的问题与缺陷有改进措施,并落实评价情况。
	【A】符合"B",并 持续改进,并有成效。

十、院务公开管理

评审标准	评审要点
6.10.1 按照《医疗卫生服务单位信息公开管理办法（试行）》规定，医院应向社会及患者公开信息。	
6.10.1.1 医院有信息公开管理部门、工作制度与程序。	【C】 1.医院有信息公开工作制度与程序。 2.有"院务公开领导小组"，有指定部门负责院务公开工作，有明确的工作职责。 3.信息公开工作部门人员熟悉信息公开的相关法律、法规、规章和工作制度、岗位职责、处理程序。
	【B】符合"C"，并 1.院务公开纳入年度工作目标管理。 2.根据实施情况，及时更新信息公开制度及流程。
	【A】符合"B"，并 1.有院务公开的考评资料和改进措施。 2.多部门协作机制有效，保证工作持续改进。
6.10.1.2 按照有关规定，明确应当公开的信息。	【C】 向社会公开的主要内容有：医院资质信息、医疗质量、医疗服务价格和收费信息、便民措施、集中采购招标、行业作风建设情况等。
	【B】符合"C"，并 有相关资料证实上述信息已经按照要求予以公开。
	【A】符合"B"，并 信息公开工作部门对公开的信息进行监管，及时更新有关信息。
6.10.1.3 向患者提供查询服务或提供费用清单。	【C】 向患者提供医疗服务中所使用的药品、医用耗材和接受医疗服务的名称、数量、单价、金额及医疗总费用等情况或提供相应的费用清单。
	【B】符合"C"，并 有相关资料证实上述规定已经执行。
	【A】符合"B"，并 患者对提供的服务满意度高。

评审标准	评审要点
6.10.1.4 通过便于公众知晓的方式公开信息。	【C】 用便于公众知晓的多种方式公开信息，如医院网站、公告或者公开发行的信息专刊、广播、电视、报刊等新闻媒体，监督热线电话，单位的公共查阅室，资料索取点，信息公开栏，信息亭，电子屏幕，电子触摸屏等场所或设施等。
	【B】符合"C"，并 有对于公开方式与公开内容的效果评价和社会评价调查。
	【A】符合"B"，并 公众对公开方式与公开内容满意。
6.10.2 按照国家有关规定，在医院内部开展院务公开工作。	
6.10.2.1 院务公开内容完整，信息发布及时。	【C】 院务公开内容明确，至少有以下项目：医院重大决策事项、运营管理、人事管理、领导班子和党风廉政建设情况等。
	【B】符合"C"，并 有完整的信息发布登记制度。
	【A】符合"B"，并 院务公开内容符合要求，信息发布及时、真实、准确。
6.10.3 动员广大职工充分行使民主权利，积极参与院务公开。	
6.10.3.1 广大职工充分行使民主权利，积极参与院务公开。	【C】 1.有多种形式方便职工获取公开的信息。 2.鼓励职工监督院务公开工作，通过座谈会、网络信息交流、职代会等多种途径听取职工意见。
	【B】符合"C"，并 1.有院务公开的效果评价，改进院务公开工作。 2.职工有多种渠道提供意见和建议。
	【A】符合"B"，并 通过征求和收集职工对公开信息具体内容的意见与建议，改进医院管理工作。

十一、医院社会评价

评审标准	评审要点
6.11.1 医院定期收集院内、外对医院服务的意见和建议、并以此为动力，改进工作，持续提高医院服务质量。	
6.11.1.1 医院定期收集院内、外对医院服务的意见和建议，并以此为动力，改进工作，持续提高医院服务质量。	【C】 1.有定期收集院内、外对医院服务意见和建议的相关制度和多种渠道。 2.有指定部门负责本项工作，职责明确。
	【B】符合"C"，并 职能部门对所收集的意见和建议进行分析和反馈，持续改进措施，并得到落实。
	【A】符合"B"，并 持续改进，并有成效。
6.11.2 按照对患者的服务流程，社会对其要求满足程度的感受，设计与确定医院社会满意度测评指标体系，实施社会评价活动。	
6.11.2.1 根据对患者的服务流程，设计与确定医院社会满意度测评指标体系，实施社会评价活动。	【C】 1.建立社会满意度测评指标体系并开展社会评价活动。 2.有指定的职能部门负责本项工作，职责明确。
	【B】符合"C"，并 对社会评价活动结果进行分析和反馈，有改进措施并得到落实。
	【A】符合"B"，并 持续改进有成效，不断提高满意度。
6.11.3 建立社会评价的质量控制体系与数据库，确保社会评价结果客观公正。	
6.11.3.1 建立社会评价质量控制体系与数据库，确保社会评价结果客观公正。	【C】 1.建立社会评价的质量控制体系与数据库。 2.社会评价方案设计科学，有质量控制措施，确保社会评价结果客观公正。 3.有指定的部门负责本项工作，职责明确。
	【B】符合"C"，并 1.有数据库管理和应用的相关制度。 2.充分运用数据分析，评价和改进医院工作。
	【A】符合"B"，并 开展第三方社会调查与评价。

第七章　日常统计学评价

【概述】

医院运行、医疗质量与安全监测指标（HMI）反映医疗质量在一定时间和条件下的结构、过程、结果等概念和数值，由指标名称和指标数值组成。建立科学的医疗质量评价指标，是实施医疗机构科学评审的基础；实施持续性的医疗质量评价监测，是对医疗机构进行追踪评价的重要途径，同样是促进医疗质量持续改进的重要手段。实践证明，医疗质量持续改进的结果源于管理者对医疗质量改进的定义、测量、考核的要求与努力。

本监测指标包括医院运行、医疗质量与安全监测多类指标。

医院运行基本监测指标部分项目及数据引自医院统计和财务报表。

医疗质量与安全监测指标是以过程（核心）质量指标与结果质量指标并重的模式展现，分为以下五个方面：

一、住院患者医院运行基本监测指标

二、住院患者医疗质量与安全监测指标

三、单病种质量指标

四、合理使用抗菌药的监测指标

五、医院感染控制的监测指标

第一节　医院运行基本监测指标

一、解读

通过医院运行基本监测指标，监测与了解医院日常运行的基本情况。

二、监测指标

（一）资源配置

1.实际开放床位、重症医学科实际开放床位、急诊留观实际开放床位。

2.全院员工总数、卫生技术人员数（医师数、护理人员数、医技人数）。

3.医院医用建筑面积。

（二）工作负荷

1.年门诊人次、健康体检人次、年急诊人次、留观人次。

2.年住院患者入院、出院例数，出院患者实际占用总床日。

3.职业健康体检人次。

4.职业病诊断人次。

（三）诊疗质量

1.住院患者死亡与自动出院例数。

2.住院危重抢救例数、死亡例数。

3.急诊室危重抢救例数、死亡例数。

4.诊断质量指标。

5.治疗质量指标。

（四）工作效率（项目及数据引自医院财务报表）

1.出院患者平均住院日。

2.平均每张床位工作日。

3.床位使用率（%）。

4.床位周转次数。

（五）患者负担（项目及数据引自医院财务报表）

1.每门诊人次费用（元），其中药费（元）。

2.每住院人次费用（元），其中药费（元）。

（六）资产运营（项目及数据引自医院财务报表）

1.流动比率、速动比率。

2.医疗收入/百元固定资产。

3.业务支出/百元业务收入。

4.资产负债率。

5.固定资产总值。

6.医疗收入中药品收入、医用材料收入比率。

（七）科研成果（评审前三年）

1.国内论文数 ISSN、国内论文数及被引用数次（以中国科技核心期刊发布信息为准）、SCI收录论文数/每百张开放床位。

2.承担与完成国家、省级科研课题数/每百张开放床位。

3.获得国家、省级科研基金额度/每百张开放床位。

第二节　住院患者医疗质量与安全监测指标

一、解读

为了解住院患者医疗质量与安全的总体情况，是以重返率、死亡率、安全指标三类结果质量为重点

（一）住院重点疾病

总例数、死亡例数、2周与1月内再住院例数、平均住院日与平均住院费用。

（二）住院患者安全类指标。

在本标准中引用的疾病名称与ICD10编码采用《疾病和有关健康问题的国际统计分类》第十次修订本第二版（北京协和医院、世界卫生组织、国际分类家族合作中心编译）。

以下每一项目与数据指标可通过住院病历首页采集，现分别作简要说明。

二、监测指标

住院重点疾病总例数、死亡例数、2周与1月内再住院例数、平均住院日与平均住院费用。

【解读】

按每季、每年，统计每种病种期内总例数、死亡例数、15日内再住院率、31日内再住院率等监测指标，了解住院患者医疗质量的总体情况。

分母：年龄≥18岁的全部因某疾病出院总例数。

分子（符合分母的标准，且符合以下一项者）：①某病种的"死亡"出院患者；②属于同一疾病出院后2周与1月内再住院患者。

有以下八种重点疾病及ICD10编码：

（一）矽肺　　　　　　　　　　　ICD10：J62.800

（二）尘肺待诊　　　　　　　　　ICD10：J64.X01

（三）煤工尘肺　　　　　　　　　ICD10：J60.X00

（四）职业性噪声聋　　　　　　　ICD10：H83.3

（五）职业性苯中毒　　　　　　　ICD10：T52.101

（六）职业性铅中毒　　　　　　　ICD10：T56.0

（七）职业性汞中毒　　　　　　　ICD10：T56.1

（八）职业性外照射慢性放射病　　ICD10：T66.X05

第三节　单病种质量指标

一、概述

病种质量管理是以病种为管理单元，是全过程的质量管理，可以进行纵向（医院内部）和横向（医院之间）比较，采用在诊断、治疗、转归方面具有共性，某些医疗质量指征是具有统计学特性的指标，可用来进行质量管理评价。

病种的选择原则：

根据我国职业病人群发病和患病情况、危害程度，对医疗资源消耗情况。选择那些具有代表性的常见与多发疾病的诊疗过程（核心）质量，可以用作考核医院总体质量管理水平和绩效管理状况。

病种过程质量指标的选择：

以国内、外权威的指南为依托，专家具有共识。

选择具有循证医学结论——经多中心、大样本论证推荐的1类A、B级指标为重点的核心质量为指标。

参考国际上目前在使用的核心质量指标。

邀请本专业权威专家结合中国国情进行讨论，并在医院实地临床试用与验证。

实施单病种过程质量监控目的。

对疾病诊疗进行过程质量控制。

是反映出全院在医疗质量管理整体能力与层次的一个重要的新途径。

在某种程度上反映出医疗质量的变化趋势。

在医院评审中是评价医疗质量的一项重要途径。

是医院提高医疗技术、进行持续改进的方法。

是评价医师诊疗行为是否符合规范及其合理性的方式之一。

按照《三级综合医院评审标准（2011年版）》的模式，根据卫生部发布的相关指南与临床路径，以国际上相关职业病诊疗指南等文献，将以下住院治疗的五种职业病种作为质控管理（试行）。

二、监测指标解读

（一）*矽肺病*（ICD10：J62.800）。

1.适用对象：第一诊断为矽肺病（ICD-10：J62.800）。

2.诊断依据：根据《GBZ70-2009尘肺病诊断标准》。

（1）可靠的生产性粉尘矽尘接触史。

（2）以X射线后前位胸片表现作为主要依据。

（3）结合现场职业卫生学、尘肺流行病学调查资料和健康监护资料，参考临床表现和实验室检查。

（4）排除其他肺部类似疾病后，对照尘肺诊断标准片诊断。

3.标准住院日为40天。

4.进入路径标准。

（1）第一诊断必须符合ICD尘肺病编码。

（2）当患者同时具有其他疾病诊断时，但在治疗期间不需要特殊处理，也不影响第一诊断的临床路径流程实施时，可以进入路径。

5.住院期间检查项目。

（1）必需的检查项目：

血常规、尿常规。肝肾功能、电解质、血糖、血脂、血沉。感染性疾病筛查（乙肝、丙肝、梅毒、艾滋病等）。高千伏胸片、心电图、肺功能、腹部超声。

（2）根据患者情况可选择的检查项目：

痰培养、影像学检查（CT或MRI）、指端血氧饱和度、免疫功能检查、肺癌四项、凝血四项。

6.治疗方案与药物选择。

根据"急性期病因治疗、慢性期康复治疗"的原则，以及患者的临床表现、并发症的情况、全身状况，采取个性化的综合治疗。

（1）纤维支气管镜肺段灌洗治疗或全肺灌洗治疗。

（2）肺康复治疗。

（3）抗感染治疗。根据细菌培养、药敏实验抗菌治疗。

（4）对症支持治疗。可选用解痉、平喘、抗纤维化治疗的药物，适当选用调节免疫药物、改善血液循环类药物作为辅助用药。

（5）抗肺纤维化治疗。可选用抗纤维化药物。

（6）中医中药治疗，针灸理疗、穴位注射、中医中药辩证治疗。

7.出院标准。

（1）主诉胸闷憋气症状好转，呼吸系统各项指标好转。

（2）康复治疗满1疗程。

（3）肺灌洗治疗结束。

（二）职业性噪声聋（ICD-10：H83.3）。

职业性噪声聋是指在工作过程中长期接触生产性噪声而出现的进行性感音性听力损失，双耳对称，早期以高频听力下降为主，逐渐累及语频，听力损失程度与接触噪声的时间、强度及噪声作业工龄等密切相关。

1.适用对象。

第一诊断为职业性噪声聋（ICD-10：H83.3）。

2.诊断依据。

根据GBZ49-2014《职业性噪声聋诊断标准》确定为职业性噪声聋。

3.治疗方案的选择。

根据GBZ49-2014《职业性噪声聋诊断标准》,详细询问病史和职业史,尽早诊断、治疗。

（1）一般治疗：适当休息并治疗相关疾病，如高血压、糖尿病等。

（2）改善内耳微循环药物。

（3）神经营养类药物。

（4）其他治疗，如混合氧、高压氧等治疗。

（5）中医、中药治疗。

4. 标准住院日为40天。

5. 进入路径标准。

（1）第一诊断必须符合ICD-10：H83.3职业性噪声聋疾病编码。

（2）当患者同时具有其他疾病诊断，但在住院期间不需要特殊处理，也不影响第一诊断的临床路径流程实施时，可以进入路径。

6. 住院期间检查项目。

（1）必需的检查项目：血常规、尿常规；肝肾功能、电解质、血糖、凝血功能；感染性疾病筛查（乙肝、丙肝、梅毒、艾滋病等）；胸片、心电图；纯音听阈测试。

（2）根据患者情况可选择的检查项目：血清病毒学检测；声阻抗检查，包括鼓室压曲线和镫骨肌反射；耳蜗电图；听性脑干反应，40Hz相关电位（或多频稳态诱发电位）；耳声发射检测（瞬态诱发耳声发射或畸变产物耳声发射）；前庭功能的相关测试；影像学检查（CT或MRI）；语言测听。

7. 治疗方案与药物选择。

根据患者的纯音听阈受损程度、并发症的情况、全身状况，采取个性化的综合治疗。

（1）静脉或口服药物治疗。

改善血液循环类、神经营养药物药物，根据患者纯音听阈严重程度及全身状况选择用药。

（2）可选用高压氧治疗。

（3）对症处理。

（4）针灸理疗、穴位注射、中医辩证治疗。

8. 出院标准

（1）主诉听力好转。

（2）综合治疗满1疗程。

（三）职业性慢性铅中毒（ICD10：T56.0）。

职业性慢性铅中毒是由于长期接触铅烟或铅尘所致的以神经、消化、造血系统障碍为主的全身性疾病。

1. 诊断标准

职业性慢性铅中毒是由于接触铅烟或铅尘所致的以神经、消化、造血系统障碍为主的全身性疾病，参照国家职业性铅中毒诊断标准（GBZ37-2002），根据确切的职业史及以神经、消化、造血系统为主的临床表现及有关实验室检查，参考作业环境调查，进行综合分析，排除其他原因引起的类似疾病，方可诊断。

2.入院标准

（1）有职业性铅接触史，血铅、尿铅增高，需驱铅治疗者。

（2）职业性铅中毒患者定期康复治疗。

3.住院时间

（1）职业性轻、中度铅中毒住院时间一般不超过40天。

（2）重度住院时间一般不超过2个月。

4.临床检查

（1）一般检查

大便常规、血生化、血铅、尿铅、尿 δ-氨基-r-酮戊酸、血红细胞游离原卟啉（EP）、尿 $\beta 2$ 微球蛋白、红细胞锌原卟啉（ZPP）、血型、乙肝五项、丙肝抗体、梅毒抗体、艾滋病抗体、肌电图等检查。肝肾功能、血糖、血脂分析、心电图检查、肝胆肾超声检查。

（2）选择性检查

心脏及周围血管多普勒、脑电图、颅脑CT、骨髓细胞学检查等。

5.临床西医治疗

（1）一般疗法：适当休息，给予合理营养、维生素B族和维生素C族等。增加膳食钙、铁、锌、铜等摄入。

（2）驱铅治疗：依地酸钙（EDTA）、二巯丁二钠（DMSA）等，依地酸钙钠0.5-1.0g加入10%葡萄糖液250-500ml静脉滴注，每日一次，3-4天为一疗程。

（3）对症与支持疗法：10%葡萄糖酸钙、阿托品，口服钙剂及维生素C、微量元素。有抽搐发作时，给予安定或鲁米那等药物控制抽搐。有颅内压增高情况，注意脱水治疗，改善脑组织供氧。可以应用纳洛酮、钙拮抗剂等药物。

（4）活血化淤：银杏制剂、丹参、丹参酮等活血化淤药。酌情应用。

（5）周围神经病变：维生素B_1、B_6、B_{12}，ATP、辅酶A，神经生长因子等。同时进行运动康复治疗。

（6）铅性贫血治疗：铁剂和维生素B_{12}等治疗纠正贫血。

（7）如合并肾脏损害、肝脏损害、高血压等情况应给予积极治疗，治疗原则同原发病。

（8）清除氧自由基：给予还原型谷胱甘肽等清除氧自由基。

6.中医辩证治疗

（1）针灸、红外线、穴位敷贴、耳穴压豆治疗等。

（2）中药熏洗。

（3）拔火罐。

（4）药物治疗。

7.康复治疗

（1）神经系统康复治疗。

（2）心理康复治疗。

8.出院标准

（1）尿铅、血铅检查在正常范围。

（2）患者临床症状减轻或好转。

（3）康复治疗疗程结束。

（四）职业性慢性苯中毒（ICD10：T52.101）

职业性慢性苯中毒是指劳动者在职业活动中较长时期接触苯蒸气引起的以造血系统损害为主要表现的全身性疾病。

1.诊断标准

慢性苯中毒的诊断是根据较长时期密切接触苯的职业史，临床表现主要有造血抑制，亦可有增生异常，参考作业环境调查及现场空气中苯浓度测定资料，进行综合分析,并排除其他病因引起的血象改变,依据GBZ68-2013职业性苯中毒诊断标准,方可诊断为慢性苯中毒。

2.入院标准

（1）具有确切苯接触职业史，出现造血系统损伤需入院检查诊治者。

（2）已确诊职业性慢性苯中毒临床症状明显或病情有进展患者。

3.住院时间

（1）职业性慢性轻度苯中毒，住院时间一般不超过40天。

（2）中、重度苯中毒患者住院时间一般不超过2个月。

4.入院检查

（1）一般检查

血、尿、大便常规检查,肝功、血糖、血脂、肾功、血生化。凝血四项、乙肝五项、丙肝抗体、梅毒抗体、艾滋病抗体、血免疫球蛋白，心电图、胸片、腹部B超检查。需要时定期复查。

（2）选择性检查

有并发感染征象者做相应检查：血细菌培养＋药敏、细菌培养＋药敏、中段尿培养＋药敏、骨髓穿刺检查等。

5.临床治疗

（1）促进白细胞、红细胞生成，提高免疫力治疗。

常用鲨肝醇、维生素、利血生、肌苷、强力升白片、地榆升白片、凯西莱、粒细胞集落刺激因子等。

改善骨髓造血功能的方法：莨菪碱药物、再障升血片、复方丹参、烟酸片、维生素类等药物。

铁剂：硫酸亚铁口服剂、右旋糖酐铁注射剂、富马酸亚铁口服剂、琥珀酸亚铁口服剂、葡萄糖酸亚铁口服剂、山梨醇铁注射剂、复方阿胶浆等。

维生素：维生素B_{12}等各种复合维生素等。

（2）针对出血症状的治疗：止血敏、立止血、止血环酸、止血芳酸、凝血酶、云南白药等药物；消化道出血应用西米替丁、质子泵结抗剂、胆碱能受体结抗剂等；血小板数量较低时使用刺激因子或输注血小板。

（3）对类神经症的治疗：针对头晕、头痛、乏力、失眠、记忆力减退等类神经症，应用谷维素、甜梦胶囊、刺五加、天麻素等治疗。

（4）针对免疫功能低下的治疗：应用免疫增强剂，如黄芪、胸腺肽等药物。应用运动疗法，改善血液循环。

（5）如合并感染者：选择对白细胞影响小的抗微生物药物或中医中药。

苯中毒引起的再障治、白血病参考内科学相关章节。

6.中医辩证治疗

（1）中草药辩证治疗。

根据症状选用活血化瘀解毒类、补益气血类、养心安神类。

（3）针灸疗法。

（4）穴位注射。

（5）中药熏药及外洗。

7.出院标准

（1）症状明显减轻者。

（2）定期康复治疗结束。

（3）血液指标恢复正常者。

（五）职业性慢性汞中毒（ICD10：T56.1）

在职业活动中，长期接触一定浓度的汞蒸汽，导致慢性汞中毒，临床上有典型的三个特征，即易兴奋症、震颤及口腔-牙龈炎。

1.诊断标准

根据接触金属汞的职业史，出现相应的临床表现及实验室检查结果，参考劳动卫生学调查资料，进行分析，排除其他病因后，按照GBZ89-2007职业性慢性汞中毒诊断标准进行诊断。

2.入院标准

（1）慢性汞中毒患者神经衰弱综合征、震颤、小脑共济失调、精神障碍等症状之一加重者，或有明显肾脏损害需住院治疗者。

（2）职业性慢性汞中毒需定期康复治疗者。

3.住院时间

轻度、中度汞中毒住院治疗一般不超过40天，重度汞中毒一般不超过2个月。

4.临床检查

（1）一般检查

血、尿、大便常规检查，血生化、肝肾功能检查，全血汞、尿汞检查，血型、乙肝五项、丙肝抗体、梅毒抗体、艾滋病抗体、心电图检查、腹部B超检查，神经肌电图，尿 β_2 微球蛋白等肾小管功能检查。

（2）选择性检查

脑电图、脑CT神经系统检查。其他鉴别诊断检查。

5.治疗方案

（1）驱汞治疗：

二巯丙磺酸钠125-250mg，肌内注射，每日一次，连续3天，停4天为一疗程。一般用药3-4疗程。

（2）对症及支持治疗：

汞性口腔-牙龈炎：注意口腔卫生，可给予漱口液漱口，如2%碳酸氢钠或盐水等含漱。口腔溃疡可用康复新液、金大氏液、冰硼散、口腔溃疡膜等。

神经衰弱：可用镇静安神、健脑补肾药物。硒化合物、谷胱甘肽、维生素等有助于改善症状。

锥体外系病变：如震颤可用心得安、安坦等。

加强体育锻炼，运动疗法等。

（3）营养神经治疗：

改善脑组织代谢、促进神经细胞恢复药物，如胞二磷胆碱、ATP、辅酶A、细胞色素C、奥拉西坦、神经节苷脂、脑蛋白水解物等。

（4）保护细胞膜治疗：选用还原性谷胱甘肽等抗氧化药物治疗。

6.中草药辨证治疗

根据症状选用活血化瘀解毒类、补益气血类、解郁安神类、醒脑开窍类中药制剂。针灸疗法、穴位注射、中药熏药及外洗。

7.康复治疗

（1）运动疗法。

（2）神经康复治疗。

（3）心理康复治疗。

8.出院标准

（1）患者临床症状好转。

（2）血、尿汞检查在正常范围。

（3）定期康复治疗结束。

第四节　合理用药监测指标

一、解读

按每季、每年统计合理用药的基本监测指标，了解医院合理用药的基本情况。不设固定值，应根据各地的实际情况来确定。

二、监测指标

（一）抗菌药物处方数/每百张门诊处方（％）

指标名称：抗菌药物处方数/每百张门诊处方（％）。

对象选择：全部门诊处方。

指标类型：结果指标。

指标改善：比率降低。

分子：单位时间内含有抗菌药物的门诊处方数。

分母：单位时间内门诊处方总数。

（二）注射剂处方数/每百张门诊处方（%）

指标名称：注射剂处方数/每百张门诊处方（%）。

对象选择：全部门诊处方。

指标类型：结果指标。

指标改善：比率降低。

分子：单位时间内含有注射剂的门诊处方数。

分母：单位时间内门诊处方总数。

（三）药费收入占医疗总收入比重（%）

指标名称：药费收入占医疗总收入比重（%）。

对象选择：医疗总收入中的药费总收入金额。

指标类型：结果指标。

指标改善：比率降低。

分子：年度药费总收入（万元）。

分母：年度医疗总收入（万元）。

（四）抗菌药物占西药出库总金额比重（%）

指标名称：抗菌药物占西药出库总金额比重（%）。

对象选择：西药出库总金额中的抗菌药出库总金额。

指标类型：结果指标。

指标改善：比率降低。

分子：年度抗菌药出库总金额（万元）。

分母：年度西药出库总金额（万元）。

（五）常用抗菌药物种类与可提供药敏试验种类比例（%）

指标名称：常用抗菌药物种类与可提供药敏试验种类比例（%）。

对象选择：常用抗菌药物种类与可提供药敏试验种类。

指标类型：结果指标。

指标改善：比率提高。

分子：可提供药敏试验种类。

分母：常用抗菌药物种类。

第五节　医院感染控制质量监测指标

一、解读

根据卫生部《医院感染监测规范（WS/T312-2009）》,将针对高危人群、高发部位、重点环节的目标性监测，列入对医院感染监控的评价指标，重点是三级医院和规模较大的二级医院（病床数在500张以上），旨在提高医院感染控制工作的内涵质量，为推动持续改进提供方向与目标。

医院感染控制质量改进：是以特定对象的结果指标（即使用呼吸机、导管、导尿管三项器械所致感染的结果指标）为重点。

按每季、每年统计医院感染的基本监测指标，了解医院感染的基本情况。

二、监测指标

（一）呼吸机相关肺炎发病率（‰）

指标名称：呼吸机相关肺炎发病率（‰）

对象选择：全院所有ICU中使用呼吸机的患者。

指标类型：过程指标。

指标改善：比率下降。

设置理由：呼吸机相关肺炎是机械通气一个频繁发生的并发症。呼吸机相关肺炎明显增加患者的病死率和医疗资源的消耗。呼吸机相关肺炎的发生率差异极大，很大程度上反映所在科室的医疗和护理质量。

呼吸机相关肺炎定义：感染前48小时内使用过呼吸机，有呼吸道感染的全身及呼吸道感染症状，并有胸部X线症状及实验室依据。

分子：单位时间一定范围内呼吸机相关肺炎的例数。

分母：单位时间一定范围内所有患者使用呼吸机的总日数。

计算公式：

呼吸机相关肺炎的例数

$$呼吸机相关肺炎发病率（‰）=\frac{呼吸机相关肺炎的例数}{所有患者使用呼吸机的总日数}\times 1000$$

（二）留置导尿管相关泌尿系感染发病率（‰）

指标名称：留置导尿管相关泌尿系感染发病率（‰）。

对象选择：全院所有ICU或使用导尿管较多的科室使用留置导尿管的患者。

指标类型：结果指标。

指标改善：比率下降。

设置理由：由留置导尿管所导致的泌尿系感染是最常见的院内感染之一，但经常会被忽视。注意无菌操作和尽早拔除不需要的导尿管是降低发病率的主要措施。

留置导尿管相关泌尿系感染的定义：留置导尿管相关泌尿系感染主要是指患者留置导尿管后，或者拔除导尿管48小时内发生的泌尿系统感染。

临床诊断：患者出现尿频、尿急、尿痛等尿路刺激症状，或者有下腹触痛、肾区叩痛，伴有或不伴有发热，并且尿检白细胞男性≥5个/高倍视野，女性≥10个/高倍视野，留置导尿管者应当结合尿培养（引自：外科手术部位感染预防和控制技术指南（试行）卫办医政发〔2010〕187号）。

分子：单位时间一定范围内使用导尿管患者中的泌尿系感染人数。

分母：单位时间一定范围内患者使用导尿管的总日数。

计算公式：

$$留置导尿管相关泌尿系感染发病率（‰）=\frac{留置导尿管患者中泌尿系感染人数}{所有患者使用导尿管的总日数}\times 1000$$

（三）血管导管相关血流感染率（‰）

指标名称：血管导管相关血流感染发病率（‰）。

对象选择：全院ICU或使用中心静脉置管较多的科室使用中心静脉置管的患者。

指标类型：结果指标。

指标改善：比率下降。

设置理由：中心静脉置管是重症患者救治的重要手段，但也给感染打开了通道。置管过程和使用过程中无菌操作和管理是预防和降低血管导管相关血流感染的重要措施，一旦发生后果严重。临床上必须给予密切监测，并根据监测结果不断改进相关措施持续降低血管导管相关感染的发生率。

血管导管相关血流感染的定义：血管导管相关血流感染（catheter related blood streaminfection，简称CRBSI）是指带有血管内导管或者拔除血管内导管48小时内出现细菌血症或真菌血症的患者，并伴有发热（>38℃）、寒战或低血压等感染表现，除血管导管外没有其他明确的感染源。实验室微生物学检查显示：外周静脉血培养细菌或真菌阳性；或者从导管段和外周血培养出相同种类、相同药敏结果的致病菌（引自：外科手术部位感染预防和控制技术指南（试行）卫办医政发〔2010〕187号）。

分子：单位时间一定范围内使用中心静脉置管患者中血流感染人数。

分母：单位时间一定范围内所有患者使用中心静脉置管的总导管日数。

计算公式：

$$血管导管相关血流感染发病率（‰）=\frac{使用中心静脉置管患者中血流感染人数}{所有患者使用中心静脉置管的总日数}\times 1000$$

附 录 1

采样及现场检测设备目录（C级要求）

序号	设备名称	数量（台/件）
一	采样设备	
1	5L/min~30L/min 采样器（包括防爆）	10（5）
2	1L/min~5L/min 采样器（包括防爆）	20（10）
3	0~1L/min 采样器（包括防爆）	20（10）
4	各种空气样品收集器（大型气泡吸收管、小型气泡吸收管、多孔玻板吸收管、冲击式吸收管等）	15（每种）
5	压力计	2
6	温、湿度计	2
7	流量计	2
二	现场检测设备	
8	热球式风速仪	2
9	辐射热计	2
10	通风干湿球温度计	2
11	黑球、湿球温度计	2
12	个体噪声剂量计（包括防爆）	10（4）
13	倍频程声级计（包括防爆）	2（1）
14	手传振动测定仪	1
15	照度计	2
16	电磁场测定仪（含高频、超高频、工频及微波等频段）	1
17	紫外线测定仪	1
18	烟尘浓度测试仪	2
19	不分光红外线分析仪	1
20	皮托管	2

附 录 2

采样及现场检测设备目录（B级要求）

序号	设备名称	数量（台/件）
一	采样设备	
1	5L/min~30L/min采样器（包括防爆）	20（10）
2	1L/min~5L/min采样器（包括防爆）	40（20）
3	0~1L/min采样器（包括防爆）	40（20）
4	各种空气样品收集器（大型气泡吸收管、小型气泡吸收管、多孔玻板吸收管、冲击式吸收管等）	30（每种）
5	压力计	2
6	温、湿度计	2
7	流量计	2
二	现场检测设备	
8	热球式风速仪	2
9	辐射热计	2
10	通风干湿球温度计	2
11	黑球、湿球温度计	2
12	个体噪声剂量计（包括防爆）	20（8）
13	倍频程声级计（包括防爆）	2（1）
14	手传振动测定仪	1
15	照度计	2
16	电磁场测定仪（含高频、超高频、工频及微波等频段）	1
17	紫外线测定仪	1
18	烟尘浓度测试仪	2
19	不分光红外线分析仪	1
20	皮托管	2

附 录 3

职业病危害因素检测项目

序号	检测项目	条件要求
一	化学有害因素	
（一）	金属类	
1	锑及其化合物	☆
2	钡及其化合物	★
3	铍及其化合物	☆
4	铋及其化合物	☆
5	镉及其化合物	★
6	钙及其化合物	☆
7	铬及其化合物	★
8	钴及其化合物	☆
9	铜及其化合物	★
10	铅及其化合物	★
11	锂及其化合物	☆
12	镁及其化合物	☆
13	锰及其化合物	★
14	汞及其化合物	★
15	钼及其化合物	★
16	镍及其化合物	★
17	钾及其化合物	★
18	钠及其化合物	★
19	锶及其化合物	☆
20	钽及其化合物	☆

序号	检测项目	条件要求
21	铊及其化合物	★
22	锡及其化合物	★
23	钨及其化合物	☆
24	钒及其化合物	☆
25	锌及其化合物	★
26	锆及其化合物	☆
27	铟及其化合物	☆
28	钇及其化合物	☆
（二）	非金属类	
29	硼及其化合物	☆
30	无机含碳化合物	★
31	无机含氮化合物	★
32	无机含磷化合物	★
33	砷及其化合物	★
34	氧化物	★
35	硫化物	★
36	硒及其化合物	☆
37	碲及其化合物	☆
38	氟及其化合物	★
39	氯及其化合物	★
40	碘及其化合物	☆
（三）	有机类	
41	烷烃类化合物	★
42	烯烃类化合物	☆
43	混合烃类化合物	★
44	脂环烃类化合物	★
45	芳香烃类化合物	★
46	多苯类化合物	☆

序号	检测项目	条件要求
47	多环芳烃类化合物	★
48	卤代烷烃类化合物	★
49	卤代不饱和烃类化合物	★
50	卤代芳香烃类化合物	★
51	醇类化合物	★
52	硫醇类化合物	★
53	烷氧基乙醇类化合物	★
54	酚类化合物	★
55	脂肪族醚类化合物	☆
56	苯基醚类化合物	☆
57	醇醚类化合物	☆
58	脂肪族醛类化合物	★
59	脂肪族酮类化合物	★
60	酯环酮和芳香族酮类化合物	☆
61	醌类化合物	☆
62	环氧化合物	★
63	羧酸类化合物	★
64	酸酐类化合物	☆
65	酰基卤类化合物	★
66	酰胺类化合物	★
67	饱和脂肪族酯类化合物	★
68	不饱和脂肪族酯类化合物	☆
69	卤代脂肪族酯类化合物	★
70	芳香族酯类化合物	★
71	异氰酸酯类化合物	★
72	腈类化合物	★
73	脂肪族胺类化合物	☆
74	乙醇胺类化合物	☆

序号	检测项目	条件要求
75	肼类化合物	★
76	芳香族胺类化合物	★
77	硝基烷烃类化合物	☆
78	芳香族硝基化合物	★
79	杂环化合物	☆
80	有机物定性	☆
（四）	农药类	
81	有机磷农药	★
82	有机氯农药	★
83	有机氮农药	★
（五）	其他化合物	
84	药物类化合物	☆
85	炸药类化合物	☆
86	生物类化合物	☆
（六）	粉尘类	
87	总粉尘	★
88	呼吸性粉尘	★
89	粉尘中游离二氧化硅	★
90	粉尘分散度	★
91	石棉纤维	☆
二	物理有害因素	
92	高温	★
93	高气压	☆
94	低气压	☆
95	手传振动	★
96	噪声	★
97	照度	★
98	紫外辐射	★

序号	检测项目	条件要求
99	高频电磁场	★
100	超高频辐射	★
101	微波辐射	★
102	工频电场	★
103	激光辐射	☆
104	通风（风速、风量、风压）	☆

说明：★为重点检测项目；☆为一般检测项目。

附 录 4

实验室检测设备目录（C级要求）

序号	设备名称	数量（台/件）
三	实验室检测设备	
1	分析天平（1/1000）	1
2	分析天平（1/10000）	1
3	分析天平（1/100000）	1
4	去湿机	1
5	普通冰箱	3
6	低温冰箱（-20℃）	1
7	样品消化装置	1
8	样品混匀装置	1
9	磁力搅拌器	1
10	超声波清洗器	1
11	恒温水浴箱	1
12	离心机	1
13	高温炉	1
14	干燥箱	1
15	红外线干燥箱	1
16	白金坩埚	5
17	普通坩埚	5

序号	设备名称	数量（台/件）
三	实验室检测设备	
18	玛瑙研钵	1
19	生物显微镜	1
20	相差显微镜	1
21	分散度测定器	1
22	酸度计	1
23	分光光度计	1
24	原子吸收分光光度计	1
25	原子荧光分光光度计	1
26	高效液相色谱仪	1
27	离子色谱仪	1
28	气相色谱-质谱联用仪	1
29	气相色谱仪（FID、ECD、NPD、FPD或PFPD）	2

附 录 5

实验室检测设备目录（B级要求）

序号	设备名称	数量（台/件）
三	实验室检测设备	
1	分析天平（1/1000）	1
2	分析天平（1/10000）	1
3	分析天平（1/100000）	1
4	去湿机	1
5	普通冰箱	3
6	低温冰箱（-20℃）	1
7	样品消化装置	1
8	样品混匀装置	1
9	磁力搅拌器	1
10	超声波清洗器	1
11	恒温水浴箱	1
12	离心机	1
13	高温炉	1
14	干燥箱	1
15	红外线干燥箱	1
16	白金坩埚	5
17	普通坩埚	5

序号	设备名称	数量（台/件）
三	实验室检测设备	
18	玛瑙研钵	1
19	生物显微镜	1
20	相差显微镜	1
21	分散度测定器	1
22	酸度计	1
23	分光光度计	1
24	原子吸收分光光度计	1
25	原子荧光分光光度计	1
26	高效液相色谱仪	1
27	离子色谱仪	1
28	气相色谱-质谱联用仪	1
29	气相色谱仪（FID、ECD、NPD、FPD 或 PFPD）	2
30	微波消解仪	1
31	电感耦合等离子体质谱	1

附 录 6

理化检测项目

序号	检测项目	条件要求
一	化学有害因素	
（一）	金属类	
1	锑及其化合物	☆
2	钡及其化合物	★
3	铍及其化合物	☆
4	铋及其化合物	☆
5	镉及其化合物	★
6	钙及其化合物	☆
7	铬及其化合物	★
8	钴及其化合物	☆
9	铜及其化合物	★
10	铅及其化合物	★
11	锂及其化合物	☆
12	镁及其化合物	☆
13	锰及其化合物	★
14	汞及其化合物	★
15	钼及其化合物	★
16	镍及其化合物	★

序号	检测项目	条件要求
17	钾及其化合物	★
18	钠及其化合物	★
19	锶及其化合物	☆
20	钽及其化合物	☆
21	铊及其化合物	★
22	锡及其化合物	★
23	钨及其化合物	☆
24	钒及其化合物	☆
25	锌及其化合物	★
26	锆及其化合物	☆
27	铟及其化合物	☆
28	钇及其化合物	☆
（二）	非金属类	
29	硼及其化合物	☆
30	无机含碳化合物	★
31	无机含氮化合物	★
32	无机含磷化合物	★
33	砷及其化合物	★
34	氧化物	★
35	硫化物	★
36	硒及其化合物	☆
37	碲及其化合物	☆
38	氟及其化合物	★
39	氯及其化合物	★
40	碘及其化合物	☆

序号	检测项目	条件要求
（三）	有机类	
41	烷烃类化合物	★
42	烯烃类化合物	☆
43	混合烃类化合物	★
44	脂环烃类化合物	★
45	芳香烃类化合物	★
46	多苯类化合物	☆
47	多环芳烃类化合物	★
48	卤代烷烃类化合物	★
49	卤代不饱和烃类化合物	★
50	卤代芳香烃类化合物	★
51	醇类化合物	★
52	硫醇类化合物	★
53	烷氧基乙醇类化合物	★
54	酚类化合物	★
55	脂肪族醚类化合物	☆
56	苯基醚类化合物	☆
57	醇醚类化合物	☆
58	脂肪族醛类化合物	★
59	脂肪族酮类化合物	★
60	酯环酮和芳香族酮类化合物	☆
61	醌类化合物	☆
62	环氧化合物	★
63	羧酸类化合物	★
64	酸酐类化合物	☆

序号	检测项目	条件要求
65	酰基卤类化合物	★
66	酰胺类化合物	★
67	饱和脂肪族酯类化合物	★
68	不饱和脂肪族酯类化合物	☆
69	卤代脂肪族酯类化合物	★
70	芳香族酯类化合物	★
71	异氰酸酯类化合物	★
72	腈类化合物	★
73	脂肪族胺类化合物	☆
74	乙醇胺类化合物	☆
75	肼类化合物	★
76	芳香族胺类化合物	★
77	硝基烷烃类化合物	☆
78	芳香族硝基化合物	★
79	杂环化合物	☆
80	有机物定性	☆
（四）	农药类	
81	有机磷农药	★
82	有机氯农药	★
83	有机氮农药	★
（五）	其他化合物	
84	药物类化合物	☆
85	炸药类化合物	☆
（六）	粉尘类	
86	总粉尘	★

序号	检测项目	条件要求
87	呼吸性粉尘	★
88	粉尘中游离二氧化硅	★
89	粉尘分散度	★
90	石棉纤维	☆
（七）	生物样品类	
91	尿中镉	★
92	血中镉	★
93	尿中总铬	★
94	尿中铜	★
95	尿中铅	★
96	血中铅	★
97	尿中汞	★
98	尿中锌	★
99	血中碳氧血红蛋白	★
100	尿中2-硫代噻唑烷-4-羧酸	★
101	尿中氟	★
102	尿中酚	★
103	呼出气中苯	★
104	尿中马尿酸、甲基马尿酸	★
105	尿中苯乙醇酸及苯乙醛酸	★
106	尿中三氯乙酸	★
107	尿中甲醇	★
108	呼出气中丙酮	★
109	尿中五氯酚	★
110	尿中对硝基酚	★

序号	检测项目	条件要求
111	尿中肌酐	★
112	尿中2,5-己二酮	★
113	尿中酚	★
114	尿中碘	★
115	尿中锰	☆
116	尿中砷	☆

说明：★为重点检测项目；☆为一般检测项目。

附　录　7

化学品毒性检测项目

序号	检测项目	条件要求
（一）	第一阶段试验	
1	急性吸入毒性试验	★
2	急性经口毒性试验	★
3	急性经皮毒性试验	★
4	急性眼刺激性/腐蚀性试验	★
5	急性皮肤刺激性/腐蚀性试验	★
6	皮肤致敏试验	★
（二）	第二阶段试验	
7	细菌回复突变试验	★
8	体外哺乳动物细胞染色体畸变试验	★
9	哺乳动物骨髓染色体畸变试验	★
10	体内哺乳动物骨髓嗜多染红细胞微核试验	★
11	哺乳动物精原细胞染色体畸变试验	★
12	啮齿类动物显性致死试验	☆
13	14天/28天重复剂量吸入毒性试验	☆
14	21天/28天重复剂量经皮毒性试验	☆
15	啮齿动物28天重复剂量经口试验/精子畸形试验	☆
（三）	第三阶段试验	
16	啮齿类动物亚慢性经口毒性试验	★

序号	检测项目	条件要求
17	亚慢性吸入毒性试验	☆
18	亚慢性经皮毒性试验	☆
19	急性染毒的迟发性神经毒性试验	☆
20	一代繁殖毒性试验	☆
（四）	第四阶段试验	
21	慢性毒性试验	☆
22	慢性毒性/致癌性联合试验	☆
23	毒物代谢动力学试验	☆

说明：★为重点检测项目；☆为一般检测项目。